U0378192

北京卫生健康人力发展报告

（2016—2020）

北京市卫生健康大数据与政策研究中心　编著

清华大学出版社
北京

内 容 简 介

　　本书是一本全面分析"十三五"期间北京卫生健康人力发展情况的报告,利用北京卫生健康人力数据库,系统阐述了卫生健康人力规模、结构、分布及资源配置,分析了卫生健康人力发展的成效及问题,并提出了政策建议,旨在为推动健康中国建设、深化医药卫生体制改革以及制定卫生人才发展规划等政策提供基础信息与决策依据。本书具有极强的可读性和实用性。可为从事卫生管理、卫生技术和医学教育等相关人员开展卫生人才研究提供参考资料。

图书在版编目(CIP)数据

北京卫生健康人力发展报告. 2016—2020 / 北京市卫生健康大数据与政策研究中心编著. —北京:清华大学出版社,2022.8
　　ISBN 978-7-302-61687-0

　　Ⅰ.①北… Ⅱ.①北… Ⅲ.①卫生服务—卫生管理—人力资源管理—研究报告—中国—2016-2020　Ⅳ.① R197.1

中国版本图书馆 CIP 数据核字(2022)第 153678 号

责任编辑:孙　宇
封面设计:吴　晋
责任校对:李建庄
责任印制:宋　林

出版发行:清华大学出版社
　　　　　网　　　址:http://www.tup.com.cn, http://www.wqbook.com
　　　　　地　　　址:北京清华大学学研大厦 A 座　　　　邮　　编:100084
　　　　　社 总 机:010-83470000　　　　　　　　　　邮　　购:010-62786544
　　　　　投稿与读者服务:010-62776969, c-service@tup.tsinghua.edu.cn
　　　　　质量反馈:010-62772015, zhiliang@tup.tsinghua.edu.cn
印 刷 者:小森印刷(北京)有限公司
经　　销:全国新华书店
开　　本:185mm×260mm　　　印　　张:15.75　　　字　　数:212 千字
版　　次:2022 年 10 月第 1 版　　　　　　　　　印　　次:2022 年 10 月第 1 次印刷
定　　价:168.00 元

产品编号:096871-01

编委会

主　编　琚文胜

副主编　郭默宁　路　凤

编　者　王　梅　臧　白　王天奇　高摘星
　　　　谭　鹏　赵凯平　陈　吟　郑建鹏
　　　　梅　林　虞文帝　贾东林　刘　峥

　　国以才立，政以才治，业以才兴。人才是事业发展最宝贵的财富，而卫生健康人力资源是卫生健康事业可持续发展的决定性资源，是保障人民群众身体健康和生命安全的重要力量。北京作为优质卫生资源聚集之地，卫生健康人力资源的建设与优化是首都卫生健康事业发展的重要内容。站在"两个一百年"历史交汇点，面对广大人民群众对美好生活的新期待、对健康医疗服务的新需求，全面总结"十三五"期间首都卫生健康人力资源发展状况，对于进一步推动首都卫生健康事业的高质量发展具有重要意义。

　　2016—2020年，首都卫生健康事业发展成就显著，卫生健康人力总量不断增加，人员结构不断优化，人员素质稳步提高。截至2020年底，北京市卫生健康人力总量达34.8万人（不含驻京部队医院），其中卫生技术人员27.6万人；每千常住人口拥有卫生技术人员12.6人、执业（助理）医师4.9人、注册护士5.4人。北京卫生健康人力不仅为北京市本地居民提供服务，同时也为周边省份乃至全国人民服务。这支队伍在满足城乡居民的医疗卫生服务需求、防控新型冠状病毒肺炎疫情、推进健康北京建设等方面作出了重要贡献。

　　近年来，国家卫生健康委员会、北京市人民政府等机构相继出台了《医药卫生中长期人才发展规划（2011—2020年）》《"健康中国2030"规划纲要》《"十三五"全国卫生计生人才发展规划》等文件，明确了卫生健康人才队伍建设的战略重点与发展方向。

　　北京是我国卫生健康人力发展的基地、摇篮和大本营，不仅为本地卫生健康事业发展培育了坚实的力量，而且为全国各地培养、储备、输送了各类卫生健康领域人才。为全面了解北京医疗卫生健康人力资源信息，北京市卫生健康大数据与政策研究中心（原北京市卫生健康委信息中心）在国家卫生健康统计调查制度的基础上，结合北京市卫生健康事业发展的实际需要，建立了北京地区卫生健康人力数据库，每年更新30余万人的基本信息。本报告以此为依据，对北京地区卫生健康人力规模、结构、分布及资源配置等进行了系统阐述，将为制定卫生健康人力政策与规划、优化卫生健康人力资源配置等提供丰富的基础信息和决策依据，是从事卫生管理、卫生技术和医学教育等相关人员的重要参考资料。

本报告的撰写得到了全国各级卫生健康行政部门、医疗卫生机构和有关专家的大力支持，凝结着全北京地区1万余家医疗卫生机构工作人员的辛劳付出和10余位编写人员的辛勤汗水。笔者在此表示衷心的感谢！

北京市卫生健康大数据与政策研究中心主任

2022年4月

CONTENTS | 目　录

概述 1

第1章　北京卫生健康人力总量 11
　1.1　卫生人员总量 11
　1.2　卫生技术人员 13
　　　1.2.1　执业（助理）医师 14
　　　1.2.2　全科医生 14
　　　1.2.3　注册护士 15
　　　1.2.4　药师（士） 16
　　　1.2.5　技师（士） 16
　　　1.2.6　卫生监督员 16
　1.3　乡村医生和卫生员 17
　1.4　其他技术人员 17
　1.5　管理人员 18
　1.6　工勤技能人员 18

第2章　北京卫生健康人力结构 20
　2.1　性别构成 20
　2.2　年龄构成 21
　2.3　工作年限构成 22
　2.4　学历构成 23
　2.5　聘任技术职务构成 24
　2.6　专业类别构成 25
　　　2.6.1　卫生技术人员 25
　　　2.6.2　其他技术人员 29
　　　2.6.3　管理人员 30

第3章　北京卫生健康人力机构分布 36
　3.1　概况 37
　3.2　医院 38

3.2.1 不同等级医院 ·· 39

3.2.2 不同经济类型医院 ·· 41

3.2.3 不同类别医院 ·· 43

3.2.4 不同主办单位医院 ·· 44

3.2.5 不同隶属关系医院 ·· 45

3.3 基层医疗卫生机构 ·· 47

3.3.1 社区卫生服务中心（站） ································ 49

3.4 专业公共卫生机构 ·· 50

3.4.1 疾病预防控制中心 ·· 51

3.4.2 专科疾病防治机构 ·· 53

3.4.3 妇幼保健机构 ··· 54

3.4.4 卫生监督机构 ··· 55

3.4.5 其他专业公共卫生机构 ··································· 57

3.5 其他医疗卫生机构 ·· 58

3.5.1 医学科学研究机构 ·· 59

第4章 北京卫生健康人力地区分布 ·································· 62

4.1 卫生健康人力总量的地区分布 ································ 62

4.2 卫生健康人力结构分布 ·· 66

4.2.1 卫生技术人员 ··· 66

4.2.2 执业（助理）医师 ··· 70

4.2.3 注册护士 ··· 73

4.3 主要医疗机构人员分布 ·· 76

4.3.1 医院 ··· 76

4.3.2 社区卫生服务中心 ·· 83

第5章 北京卫生健康人力资源配置 ·································· 91

5.1 每千人口卫生人员 ·· 91

5.1.1 全市概况 ··· 91

5.1.2 地区分布 ··· 92

5.2 卫生人员密度 ··· 96

5.2.1 全市概况 ··· 96

5.2.2 地区分布 ··· 97

5.3 医务人员配置比例 ·· 98

5.3.1 医院 ··· 99

5.3.2 基层医疗卫生机构 ·· 100

第6章　北京卫生健康人力使用与流动 ⋯⋯⋯⋯⋯⋯⋯⋯⋯⋯⋯⋯⋯⋯⋯⋯ 104

　6.1　卫生健康人力使用 ⋯⋯⋯⋯⋯⋯⋯⋯⋯⋯⋯⋯⋯⋯⋯⋯⋯⋯⋯⋯⋯⋯⋯ 104

　　6.1.1　人员编制 ⋯⋯⋯⋯⋯⋯⋯⋯⋯⋯⋯⋯⋯⋯⋯⋯⋯⋯⋯⋯⋯⋯⋯⋯⋯⋯ 104

　　6.1.2　诊疗服务利用情况 ⋯⋯⋯⋯⋯⋯⋯⋯⋯⋯⋯⋯⋯⋯⋯⋯⋯⋯⋯⋯⋯ 105

　　6.1.3　住院服务利用情况 ⋯⋯⋯⋯⋯⋯⋯⋯⋯⋯⋯⋯⋯⋯⋯⋯⋯⋯⋯⋯⋯ 106

　　6.1.4　医疗机构病床使用效率 ⋯⋯⋯⋯⋯⋯⋯⋯⋯⋯⋯⋯⋯⋯⋯⋯⋯⋯ 107

　　6.1.5　医师日均担负情况 ⋯⋯⋯⋯⋯⋯⋯⋯⋯⋯⋯⋯⋯⋯⋯⋯⋯⋯⋯⋯⋯ 108

　6.2　卫生健康人力流动 ⋯⋯⋯⋯⋯⋯⋯⋯⋯⋯⋯⋯⋯⋯⋯⋯⋯⋯⋯⋯⋯⋯⋯ 109

　　6.2.1　流入与流出 ⋯⋯⋯⋯⋯⋯⋯⋯⋯⋯⋯⋯⋯⋯⋯⋯⋯⋯⋯⋯⋯⋯⋯⋯ 109

　　6.2.2　医学生录用 ⋯⋯⋯⋯⋯⋯⋯⋯⋯⋯⋯⋯⋯⋯⋯⋯⋯⋯⋯⋯⋯⋯⋯⋯ 112

　6.3　医务人员工作环境 ⋯⋯⋯⋯⋯⋯⋯⋯⋯⋯⋯⋯⋯⋯⋯⋯⋯⋯⋯⋯⋯⋯⋯ 113

　　6.3.1　工作感受 ⋯⋯⋯⋯⋯⋯⋯⋯⋯⋯⋯⋯⋯⋯⋯⋯⋯⋯⋯⋯⋯⋯⋯⋯⋯ 113

　　6.3.2　工作强度 ⋯⋯⋯⋯⋯⋯⋯⋯⋯⋯⋯⋯⋯⋯⋯⋯⋯⋯⋯⋯⋯⋯⋯⋯⋯ 115

　　6.3.3　医患关系 ⋯⋯⋯⋯⋯⋯⋯⋯⋯⋯⋯⋯⋯⋯⋯⋯⋯⋯⋯⋯⋯⋯⋯⋯⋯ 116

第7章　北京"十三五"期间卫生健康人力发展的主要成效 ⋯⋯⋯⋯⋯ 120

　7.1　卫生健康人力资源数量持续增长 ⋯⋯⋯⋯⋯⋯⋯⋯⋯⋯⋯⋯⋯⋯⋯ 120

　　7.1.1　卫生人员总量持续增长 ⋯⋯⋯⋯⋯⋯⋯⋯⋯⋯⋯⋯⋯⋯⋯⋯⋯⋯ 120

　　7.1.2　执业（助理）医师、注册护士和技师（士）持续增长 ⋯⋯⋯ 120

　　7.1.3　基层医疗卫生机构卫生健康人才快速增长 ⋯⋯⋯⋯⋯⋯⋯⋯ 121

　　7.1.4　全科医生和专业公共卫生机构人员增加 ⋯⋯⋯⋯⋯⋯⋯⋯⋯ 121

　　7.1.5　紧缺专业人员有所增加 ⋯⋯⋯⋯⋯⋯⋯⋯⋯⋯⋯⋯⋯⋯⋯⋯⋯⋯ 121

　7.2　卫生健康人才专业素质水平显著提升 ⋯⋯⋯⋯⋯⋯⋯⋯⋯⋯⋯⋯ 122

　　7.2.1　卫生健康人才配备专业化不断提升 ⋯⋯⋯⋯⋯⋯⋯⋯⋯⋯⋯⋯ 122

　　7.2.2　基层医疗卫生机构专业人才配备有所优化 ⋯⋯⋯⋯⋯⋯⋯⋯ 122

　　7.2.3　卫生技术人员学历层次持续提升 ⋯⋯⋯⋯⋯⋯⋯⋯⋯⋯⋯⋯⋯ 122

　7.3　卫生健康人力配置公平性逐步改善 ⋯⋯⋯⋯⋯⋯⋯⋯⋯⋯⋯⋯⋯ 123

　　7.3.1　每千人口卫生技术人员持续增加 ⋯⋯⋯⋯⋯⋯⋯⋯⋯⋯⋯⋯⋯ 123

　　7.3.2　基层卫生人力配置有所改善 ⋯⋯⋯⋯⋯⋯⋯⋯⋯⋯⋯⋯⋯⋯⋯ 123

　　7.3.3　远郊十区与城六区卫生健康人力配置差距有所缩小 ⋯⋯⋯ 124

　　7.3.4　资源配置结构得到调整 ⋯⋯⋯⋯⋯⋯⋯⋯⋯⋯⋯⋯⋯⋯⋯⋯⋯⋯ 124

　7.4　卫生健康人力服务能力持续提升 ⋯⋯⋯⋯⋯⋯⋯⋯⋯⋯⋯⋯⋯⋯ 125

第8章　北京"十三五"期间卫生健康人力发展的主要问题 ⋯⋯⋯⋯⋯ 126

　8.1　卫生健康人力结构尚需优化 ⋯⋯⋯⋯⋯⋯⋯⋯⋯⋯⋯⋯⋯⋯⋯⋯⋯ 126

　　8.1.1　护理人员仍然短缺 ⋯⋯⋯⋯⋯⋯⋯⋯⋯⋯⋯⋯⋯⋯⋯⋯⋯⋯⋯⋯⋯ 126

　　8.1.2　药师（士）比重有所下降 ⋯⋯⋯⋯⋯⋯⋯⋯⋯⋯⋯⋯⋯⋯⋯⋯⋯ 126

8.1.3 儿科、精神、康复等紧缺学科尚有短板 ·················· 126

8.1.4 专业公共卫生机构人员比重有所下降 ·················· 127

8.2 卫生健康人才素质水平与结构需进一步提升 ·················· 127

8.2.1 不同类别卫生高级人才发展不平衡 ·················· 127

8.2.2 不同类别机构及城郊高级人才不平衡 ·················· 128

8.3 公共卫生人才年轻后备力量不足 ·················· 128

8.4 卫生健康人力配置水平差异增大 ·················· 129

8.4.1 城郊间卫生健康人力仍不平衡 ·················· 129

8.4.2 基层医疗卫生机构人力配置需进一步优化发展 ·················· 130

8.4.3 民营与公立医院人力配置仍有差距 ·················· 130

8.5 卫生健康人员职业环境需进一步优化 ·················· 130

第9章 卫生健康人力发展的形势及政策建议 ·················· 132

9.1 "十四五"期间卫生健康人力发展面临的形势 ·················· 132

9.1.1 人才是推进健康中国、健康北京的中坚力量和根本保证 ·················· 132

9.1.2 落实首都城市功能定位凸显人才队伍建设更高要求 ·················· 133

9.1.3 完善现代化公共卫生服务体系急需加强人才支撑 ·················· 134

9.1.4 基层医疗服务能力建设有待持续性夯实人才基础 ·················· 134

9.1.5 高层次复合型人才队伍筑基公立医院高质量发展 ·················· 135

9.2 卫生健康人力发展的政策建议 ·················· 135

9.2.1 落实规划要求，统筹推进卫生健康人力资源区域均衡发展 ·················· 135

9.2.2 着力补齐紧缺人才短板，持续优化卫生人力结构 ·················· 136

9.2.3 重点推进高层次复合型人才培养，助力健康北京建设 ·················· 136

9.2.4 多措并举充实基层卫生人力资源，持续提升基层医疗卫生服务能力 ·················· 137

9.2.5 不断改善工作环境，完善制度减轻医务人员工作压力 ·················· 138

附录 ·················· 139

附录一 卫生健康人力基本情况 ·················· 141

附录二 医院人力情况 ·················· 174

附录三 基层人力情况 ·················· 201

附录四 公共卫生人力情况 ·················· 217

附录五 医疗服务效率 ·················· 231

附录六 医务人员情况 ·················· 234

附录七 卫生健康人力配置情况 ·················· 236

概　述

一、研究背景

人力资源是卫生健康事业发展的第一资源，是推进全民健康的关键要素和建设健康中国的重要支撑。本报告通过分析2016—2020年北京地区卫生健康人力资源的数量、质量、结构及其分布状况，归纳总结"十三五"期间卫生健康人力发展的主要成效和问题，结合当前卫生健康事业面临的新形势，研提相关政策建议，旨在为北京地区卫生健康人力政策与规划制定、进一步培养适宜的卫生健康人才队伍以及开展专题深入研究提供详实可靠的基础信息和决策参考。

二、数据来源

卫生人力总量及其变化数据来源于2016—2020年医疗卫生机构年报数据库。该数据库收集了北京地区1万余家医疗卫生机构的年度信息，数据完整性与连续性较好。卫生人员数为年末调查人数，调查范围包括医院、基层医疗卫生机构、专业公共卫生机构等医疗卫生机构（不含驻京部队医院）。

卫生人力性别、年龄、学历、技术职称、专业结构，以及地区分布、机构分布数据来源于2016—2020年北京卫生人力基本信息数据库。该数据库汇集了北京地区医疗卫生机构30余万名在岗职工的个案信息。

医务人员工作环境数据来源于2018年北京地区全国第六次卫生服务调查。

三、分析方法

本报告以描述性分析为主。所列统计数据由北京市卫生综合统计信息平台采集汇总。主要分析了北京市卫生人力总量、结构、机构分布、地区分布等情况，统计指标与统计口径统一按照《2018国家卫生健康统计调查制度》执行。

四、主要内容

报告共包含9个章节，主要描述了2016—2020年期间北京地区卫生健康人力总量、结构、地区分布、机构分布、卫生人才使用和流动以及资源配置等的变化情况，归纳总结了"十三五"期间卫生健康人力发展的主要成效和问题，并提出了相关政策建议。附录部分主要列举了北京地区卫生人员总量、结构、不同地区、不同机构等更为详尽的统计数据。

五、主要结果

（一）2016—2020年期间北京卫生健康人力发展的成效

1. 卫生健康人力资源总量持续增长 ①截至2020年底，北京卫生人员数已达34.8万人，其中卫生技术人员27.6万人。与2016年相比，卫生人员增加4.9万人（年均增长3.8%），其中卫生技术人员增加4.3万人（年均增长

4.3%）；其他技术人员、管理人员以及工勤人员的数量在"十三五"期间均稳步增长。②2020年底，全市执业（助理）医师达10.8万人，较2016年增加1.8万人。2016—2020年期间，执业（助理）医师年均增长（4.8%）略高于卫生技术人员（4.3%）。③2020年底，全市注册护士数达11.8万人，与2016年相比增加2.0万人。2016—2020年期间，注册护士年均增长（4.7%）略高于卫生技术人员（4.3%）。④2020年底全科医生数达9924人，年均增长为3.8%。其中，注册为全科医学专业的人数增加2132人（年均增长10.2%）。

2. 卫生健康人才专业素质水平显著提高　①2020年底，全市卫生人员中卫生技术人员占比79.3%，较2016年提高1.3个百分点。其中，医院卫生人员中的卫生技术人员占比由2016年的78.9%提高到80.5%，基层医疗卫生机构卫生人员中卫生技术人员占比由2016年的78.1%提高到79.7%。②"十三五"期间，卫生技术人员本科及以上学历占比由2016年的40.6%提高到2020年44.8%。其中，注册护士本科及以上学历占比提高尤为明显，由2016年的14.5%提高到2020年的21.6%；执业（助理）医师研究生比例由2016年的28.6%提高到2020年的34.1%。

3. 卫生健康人力配置公平性逐步改善　①"十三五"期间，全市每千常住人口卫生人员由2016年的13.8人增至2020年15.9人，每千常住人口卫生技术人员由2016年的10.8人增至2020年的12.6人，每千人口执业（助理）医师由2016年的4.1人增至2020年的4.9人，每千人口注册护士由2016年的4.5人增至2020年的5.4人，均呈逐年上升的趋势，且高于国家平均水平。②"十三五"期间，远郊十区卫生人员、卫生技术人员、执业（助理）医师增速均高于城六区。其中，执业（助理）医师增速最快，远郊十区（5.1%）较城六区（4.5%）高0.6个百分点。社区卫生服务中心卫生技术人员大专及以上学历占比区域间差异由2016年的38.2%降至2020年的30.3%，减少了7.9个百分点。③"十三五"期间全市医院医师与床位之比由1∶1.85降至

1：1.73，护士与床位之比由1：1.40降至1：1.33，医院医师、护士人均负担床位数有所下降。三级医院医护比较为稳定（1：1.40），社区卫生服务中心（站）医护比由2016年的1：0.68增加至1：0.73，基层医疗机构医护比状况有所改善。

（二）卫生健康人力发展存在的主要问题

1. 紧缺专业与学科的人才供给短板依然突出　①护理人员仍然短缺。截至2020年底，全市执业（助理）医师10.8万人，注册护士11.8万人；医护比为1：1.09，低于"十三五"时期国家1：1.25的标准，护理人员短缺现象仍待进一步缓解。②儿科、精神科、康复科等紧缺学科人才配置相对不足。2020年全市儿科医师、康复医学科医师占比分别为2.6%与0.6%，均低于全国平均水平。每万常住人口精神科医师数为0.59名，与"十四五"健康规划中"2025年达到每万常住人口精神科医师数0.82名"仍有差距。③专业公共卫生机构人员比重有所下降。"十三五"期间专业公共卫生机构卫生人员占比下降0.5个百分点；2020年每万人口专业公共卫生机构人员7.3人，尚未达到"十三五"全国卫生计生人才发展规划中"每万常住人口专业公共卫生机构人员8.30人"的要求。

2. 高级职称人才比重有待进一步提升　①注册护士、药师（士）、技师（士）中高级职称人才比重较低。2020年高级职称注册护士的占比为1.0%、药师（士）为3.7%、技师（士）为5.6%，远低于执业（助理）医师高级职称占比（24.2%）。②基层及民营医疗机构卫生技术人员高级职称占比有待提高。"十三五"期间，基层医疗机构卫生技术人员高级职称占比由7.4%下降至7.2%；2020年底民营医院卫生技术人员高级职称占比（9.0%）低于公立医院（11.1%）。

3. 区域内和机构间人力配置水平差异凸显　①卫生健康人力城郊间差异有所增大。"十三五"期间远郊十区卫生人员占比低于常住人口占比，两者之间的差值由2016年的12.5%扩大到2020年的19.6%；且卫生技术人员密度、执业（助理）医师密度和注册护士密度增长量均显著低于城六区。②民营医院与公立医院人员配置仍有差距。2020年底全市公立医院平均每院人员数855.5人，是民营医院（108.4人）的7.9倍，两者的人员规模相差仍较大；且民营医院卫生技术人员中本科及以上学历占比34.0%，明显低于公立医院（52.7%）。

4. 卫生健康人员职业环境有待进一步优化　①医务人员工作强度和压力均较大。各级医疗卫生机构平均每周工作时间均超过40小时，45.1%的医务人员认为工作压力大。其中三级医院平均每周工作时间高达50.5小时，52.8%的医务人员感到工作压力大。②医务人员对医患关系的满意度不高。2018年卫生服务调查结果显示，仅有26.9%的医务人员对当前医患关系感到满意，29.4%的人自感医患关系很差。

（三）政策建议

1. 落实规划要求，统筹推进卫生健康人力资源区域均衡发展　①优化卫生健康资源配置，加强医疗卫生政策协同和优质医疗资源延伸布局。严控中心城区卫生人力资源增量，释放存量。②配合北京疏解卫生资源的相关行动，有序、合理地将核心区医疗资源向薄弱地区疏解，将更多优质资源分配到薄弱地区，进一步缩小城、郊卫生人力资源差距，提高郊区优质卫生人力资源可及性。③结合城市功能、人口分布、卫生服务需求等多方情况，完善各区卫生人力资源需要、需求测算能力，进一步提高卫生人力资源布局优化的精准性。

2. 着力补齐紧缺人才短板，持续优化卫生健康人力结构　①按需补充紧缺专业卫生技术人员，研究如何通过财政补助倾斜、医疗服务收费价格调整、医保支付方式改革等政策措施，提高紧缺专业卫生技术人员的激励水平、提升人才吸引力，补齐人才资源短板。②围绕首都卫生健康事业发展需求，加大公共卫生人才培养、投入。分层次、分类别制定公共卫生人才系统且长远的继续教育计划。加紧完善公共卫生人才队伍的薪酬待遇、职称评审、晋升等制度，尽快扭转专业公共卫生机构人员流失的态势。③逐步补齐护理人员队伍缺口，充实人员力量。加强护理人员分类专业化培训，重点培养长期照护、老年医疗护理、安宁疗护、康复等护理专业团队，进一步促进医养结合、社区和居家护理服务发展，满足医疗护理服务多层次需求。

3. 重点推进高层次复合型人才培养，助力健康北京建设　①适应传染性疾病和慢性非传染性疾病的双重挑战，加快培养公共卫生与临床医学复合型特色人才，以基层医疗卫生机构、医院、专业公共卫生机构等卫生机构职责要求、工作岗位需求差异为导向，提升专业人才培养的针对性。②加强高层次人才的引进与培养，以提升科研创新能力和医疗卫生技术水平为核心，建设科研创新和成果转化团队。鼓励和支持医学科技人员在创新实践中成就事业并享有相应的社会地位和经济待遇。加大对科研人员的激励力度，取消科研项目绩效、劳务费支出比例限制，探索高层次人才协议工资制等分配办法。③在重视医学专业高水平人才的基础上，进一步推动医学和交叉专业创新性拔尖人才的培养，结合"健康北京"建设、卫生健康高质量发展需求，分批、分类开展交叉型人才的培养和引进。

4. 多措并举充实基层卫生人力资源，持续提升基层医疗卫生服务能力　①深入改革基层医疗卫生机构财政补助、人事编制等政策措施，完善绩效考核方案及激励分配方案。根据机构岗位设置和服务功能定位，制定科学的职称晋升考核评审标准，提升基层医疗卫生行业职业吸引力。对亟待进一步补足的全科医师和公共卫生人员给予适当政策倾斜。②持续开展基层医生岗位人员订单定向免费培养，探索扩大"订单"培养专业，将公共卫生、护理等专业纳入。支持郊区和城区基层医疗卫生单位更广泛地接收毕业生，优化毕业生引进结构。③依托医疗联合体、健康联合体和对口支援等模式，建立人才柔性流动机制，鼓励二级及以上医疗临床专业人员、专业公共卫生机构疾病预防控制人员向基层医疗卫生机构流动，提高基层卫生人力队伍防控和救治能力。

5. 不断改善工作环境，完善制度减轻医务人员工作压力　①加强医疗机构安全秩序管理和风险监测，营造利于医护人员安全职业的环境。通过培训提高医务人员沟通能力、增强服务意识提高质量，积极倡导医、患互相尊重和理解，推动全社会形成尊医重卫的良好氛围。②通过调整医疗机构休假制度合理安排医护人员休息时间，针对专业型和科研型医务人员的不同要求，细化岗位职责、职称评审、晋升等方面考评方法，完善医务人员的考核评价制度。

六、主要指标解释

（一）卫生人员

1. 卫生人员　指在医疗服务、公共卫生、医学科研和在职教育等医疗卫生机构工作的在岗职工，包括卫生技术人员、乡村医生和卫生员、其他技术人员、管理人员和工勤技能人员。卫生人员数一律按支付年底工资的在岗职工统计，包括在编及合同制人员、返聘及临聘半年以上人员，不包括离退休人员、退职人员、离开本单位仍保留劳动关系人员、本单位返聘和临聘不足半年人员。

2. 卫生技术人员　包括执业（助理）医师、注册护士、药师（士）、检验及影像技师（士）、卫生监督员和见习医（药、护、技）师（士）等卫生专业人员。不包括从事管理工作的卫生技术人员（如院长、副院长、党委书记等）。

3．执业（助理）医师　指取得医师执业证书在医疗卫生机构实际从事医疗服务的人员，不包括取得医师执业证书但实际从事管理工作的人员。

4．全科医生　包括取得执业（助理）医师证书且执业范围为"全科医学专业"的人数，基层医疗卫生机构取得全科医生转岗培训、骨干培训、岗位培训和住院医师规范化（全科医生）培训合格证的执业（助理）医师。全科医生培训合格人数不再包括已注册为全科医学专业的人数。

5．注册护士　指具有护士执业证书且实际从事护理工作的人员，包括在编及合同制护士（含临聘半年以上护士），不包括从事管理工作的护士，也不包括见习护师（士）、护理员（护工）。

6．药师（士）　指医疗卫生机构药师（士），包括主任药师、副主任药师、主管药师、药师和药士，不包括见习药师（士）和药剂员。除特别注明外，不包括药品零售企业执业药师。

7．技师（士）　主要在医疗卫生机构医学影像科、检验科等医技科室工作，包括主任技师、副主任技师、主管技师、技师和技士，不包括见习技师（士）和检验员。

8．卫生监督员　卫生监督员指取得卫生监督员执业证书且实际从事监督工作的人员。

9．专业公共卫生人员　指在专业公共卫生机构工作的在岗人员。

10．乡村医生和卫生员　乡村医生指从当地卫生和计生行政部门获得"乡村医生"证书的人员；卫生员指村卫生室中未获得"乡村医生"证书的人员。

11．其他技术人员　指从事医疗器械修配、卫生宣传、科研、教学等技术工作的非卫生专业人员。

12．管理人员　指担负领导职责或管理任务的工作人员。包括从事医疗服务、公共卫生、医学科研与教学等业务管理工作的人员；主要从事党政、人事、财务、信息、安全保卫等行政管理工作的人员。

13. **工勤技能人员**　指承担技能操作和维护、后勤保障、服务等职责的工作人员。工勤技能人员分为技术工和普通工。技术工包括护理员（工）、药剂员（工）、检验员、收费员、挂号员等，但不包括实验员、技术员、研究实习员（计入其他技术人员），经济员、会计员和统计员等（计入管理人员）。

（二）医疗卫生机构

1. **医疗卫生机构**　指从卫生（卫生健康）行政部门取得《医疗机构执业许可证》《中医诊所备案证》《计划生育技术服务许可证》或从民政、工商行政、机构编制管理部门取得法人单位登记证书，为社会提供医疗服务、公共卫生服务或从事医学科研和医学在职培训等工作的单位。包括医院、基层医疗卫生机构、专业公共卫生机构、其他医疗卫生机构。医疗卫生机构数不包括卫生新闻出版社、卫生社会团体、药品检定所，高中等医药院校本部（附属医院除外），卫生行政机关，军队医疗卫生机构。

2. **医院**　包括综合医院、中医医院、中西医结合医院、民族医医院、各类专科医院和护理院，不包括专科疾病防治院、妇幼保健院和疗养院，包括医学院校附属医院。

3. **基层医疗卫生机构**　包括社区卫生服务中心（站）、门诊部、诊所、卫生所（室）、医务室、村卫生室、中小学卫生保健所、护理站。

4. **专业公共卫生机构**　包括疾病预防控制中心、专科疾病防治机构、妇幼保健机构（含妇幼保健计划生育服务中心）、健康教育机构、急救中心（站）、采供血机构、卫生监督机构、取得《医疗机构执业许可证》或《计划生育技术服务许可证》的计划生育技术服务机构。

5. **其他医疗卫生机构**　包括疗养院、临床检验中心、医学科研机构、医学在职教育机构、卫生监督（监测、检测）机构、医学考试中心、人才交流中心、统计信息中心、农村改水中心等卫生事业单位。

（三）统计分组

1. 按行政区划分　十六区包括东城区、西城区、朝阳区、丰台区、石景山区、海淀区、门头沟区、房山区、通州区、顺义区、昌平区、大兴区、怀柔区、平谷区、密云区、延庆区。城六区包括东城区、西城区、朝阳区、丰台区、石景山区、海淀区；远郊十区包括门头沟区、房山区、通州区、顺义区、昌平区、大兴区、怀柔区、平谷区、密云区、延庆区。

2. 按主办单位分　医疗卫生机构分为政府办、社会办和个人办。政府办医疗卫生机构包括卫生、教育、民政、公安、司法、兵团等行政部门举办的医疗卫生机构。社会办医疗卫生机构包括企业、事业单位、社会团体和其他社会组织（含台港澳投资和国外投资）举办的医疗卫生机构。

3. 按经济类型划分　①医疗机构分为公立医疗机构和非公医疗机构。公立医疗机构指登记注册类型为国有和集体的医疗机构，包括政府办、国有企事业单位举办和集体所有制的医疗机构。政府办医疗机构是指卫生、教育、民政、公安、司法、兵团等行政部门举办的医疗机构。非公医疗机构指除国有和集体之外的医疗机构，包括联营、股份合作、私营、台港澳独资、大陆与台湾合资、内地与港澳合资、中外合资合作等医疗机构。②医院分为公立医院和民营医院。公立医院指登记注册类型为国有和集体的医院。民营医院指除登记注册类型为国有和集体以外的医院，包括私营、联营、股份合作（有限）、台港澳合资合作、中外合资合作等医院。

郭默宁

第1章
北京卫生健康人力总量

本章主要描述2016—2020年北京卫生健康人力总量及其变化趋势。2016—2020年正值"十三五"期间，是我国全面建成小康社会、实现第一个百年奋斗目标的关键时期。党中央、国务院高度重视卫生与健康事业发展，提出并推进"健康中国"建设，将卫生与健康事业发展摆在了经济社会发展全局的重要位置。人才是"健康中国"建设的重要支撑。2017年1月原国家卫生和计划生育委员会发布《"十三五"全国卫生计生人才发展规划》，明确提出"十三五"期间我国卫生计生人才发展的总体目标，即提高人才素质、优化人才结构、创新人才政策、健全体制机制，卫生计生人才数量、素质、结构、分布适应经济社会发展和人民群众健康需求；2017年11月北京市人民政府办公厅印发《北京市"十三五"期间深化医药卫生体制改革实施方案》，强调要推进人才培养制度改革。

卫生健康人力总量即卫生人员总数，2016—2020年期间，北京卫生健康人力总量持续增加，截至2020年底，卫生健康人力总量达34.8万人，较2016年增加4.9万人，年均增长3.8%。

1.1　卫生人员总量

卫生人员是指在医疗服务、公共卫生、医学科研和在职教育等医疗卫生机构工作的在岗职工，包括卫生技术人员、乡村医生和卫生员、其他技术人员、管理人员和工勤技能人员。卫生人员数一律按支付年底工资的在岗职工统计，包括在编及合同制人员、返聘及临聘半年以上人员，不包括离退休人员、退职人员、离开本单位仍保留劳动关系人员、本单位返聘和临聘不足半年人员。

2020年底，全市卫生人员总数达34.8万人，其中卫生技术人员27.6万人，乡村医生和卫生员2661人，其他技术人员1.8万人，管理人员2.2万人，工勤技能人员2.9万人。与2016年比较，全市卫生人员数增加4.9万人（每年平均增加1.2万人），增长了16.3%（年均增长3.8%）。2016年以来卫生人员变化趋势见图1-1。

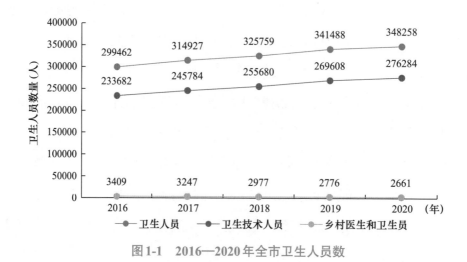

图1-1　2016—2020年全市卫生人员数

2016—2020年全市卫生人员数见表1-1。2016—2020年期间，全市卫生人员增长16.3%。卫生人员增量中，卫生技术人员增量占87.3%，其他技术人员增量占3.3%，管理人员增量占8.6%，工勤技能人员增量占2.3%。

表1-1　2016—2020年全市卫生人员数（人）

项目	2016年	2017年	2018年	2019年	2020年	4年增加数	年均增长率（%）
总人数	**299462**	**314927**	**325759**	**341488**	**348258**	**48796**	**3.8**
卫生技术人员	233682	245784	255680	269608	276284	42602	4.3
乡村医生和卫生员	3409	3247	2977	2776	2661	−748	−6.0
其他技术人员	16365	17391	17106	17476	17985	1620	2.4
管理人员	17710	20160	20946	21757	21928	4218	5.5
工勤技能人员	28296	28345	29050	29871	29400	1104	1.0

1.2　卫生技术人员

卫生技术人员包括执业（助理）医师、注册护士、药师（士）、检验及影像技师（士）、卫生监督员和见习医（药、护、技）师（士）等卫生专业人员。不包括从事管理工作的卫生技术人员（如院长、副院长、党委书记等）。

其他卫生技术人员包括见习医（药、护、技）师（士）等卫生专业人员，不包括药剂员、检验员、护理员等。见习医（药、护、技）师（士）指医疗卫生机构中毕业于高、中等院校医学专业且尚未取得医师执业证书、护士注册证书、卫生类技术职称的人员。

2020年底，全市卫生技术人员达27.6万人。与2016年相比，全市卫生技术人员共增加4.3万人，增长18.2%，年均增长4.3%，见表1-2、表1-3。

表1-2　2016—2020年全市卫生技术人员数（人）

项目	2016年	2017年	2018年	2019年	2020年	4年增加数
卫生技术人员	**233682**	**245784**	**255680**	**269608**	**276284**	**42602**
执业（助理）医师	89424	94374	99726	105248	107777	18353
注册护士	98046	103360	107233	114186	118005	19959
药师（士）	13672	14066	14373	15042	15153	1481
技师（士）	12129	12723	13234	14092	14257	2128
其他	20411	21261	21114	21040	21092	681

表1-3　2016—2020年全市卫生技术人员变化情况（%）

项目	环比增长率					年均增长率
	2016年	2017年	2018年	2019年	2020年	
卫生技术人员	**3.7**	**5.2**	**4.0**	**5.4**	**2.5**	**4.3**
执业（助理）医师	4.9	5.5	5.7	5.5	2.4	4.8
注册护士	4.8	5.4	3.7	6.5	3.3	4.7
药师（士）	6.4	2.9	2.2	4.7	0.7	2.6
技师（士）	3.6	4.9	4.0	6.5	1.2	4.1
其他	3.5	4.2	−0.7	−0.4	0.2	0.8

卫生技术人员增量中，执业（助理）医师增量占43.1%，注册护士增量占46.8%，药师（士）增量占3.5%，技师（士）增量占5.0%。可见，卫生技术人员的增加主要是注册护士和执业（助理）医师的增加（图1-2）。

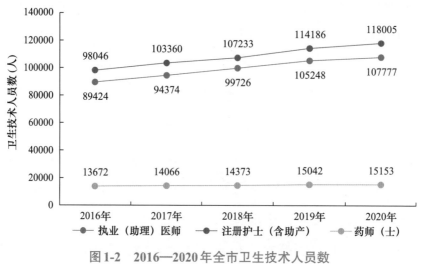

图1-2　2016—2020年全市卫生技术人员数

1.2.1　执业（助理）医师

执业（助理）医师是指取得医师执业证书且实际从事临床工作的人员，不包括取得医师执业证书但实际从事管理工作的人员。

2020年底，全市执业（助理）医师达10.8万人，其中，执业医师10.1万人，执业助理医师0.7万人。与2016年相比，执业（助理）医师增加1.8万人，增长20.5%，年均增长4.8%。执业（助理）医师增量占卫生技术人员增量的43.1%，占卫生人员总增量的37.6%。执业医师增长速度（20.0%）低于执业助理医师增长速度（29.9%）。

1.2.2　全科医生

全科医生数包括取得执业（助理）医师证书且执业范围为"全科医学专

业"的人数，基层医疗卫生机构取得全科医生转岗培训、骨干培训、岗位培训和住院医师规范化（全科医生）培训合格证的执业（助理）医师。全科医生培训合格人数不再包括已注册为全科医学专业的人数。

2020年底，全科医生数达9924人，其中注册为全科医学专业的为6628人，取得全科医生培训合格证的为3296人。与2016年相比，全科医生数增加1387人，增长16.2%（年均增长3.8%）。注册为全科医学专业的人数增加2132人，增长47.4%（年均增长10.2%）；取得全科医生培训合格证的人数减少745人，降低18.4%（年均减少5.0%）（表1-4）。

表1-4　全市全科医生数（人）

项目	全科医师总数			注册为全科医学专业的人数			取得全科医生培训合格证的人数*		
	2016年	2020年	年均增长率（%）	2016年	2020年	年均增长率（%）	2016年	2020年	年均增长率（%）
全科医生	8537	9924	3.8	4496	6628	10.2	4041	3296	−5.0
医院	1868	1612	−3.6	481	593	5.4	1387	1019	−7.4
社区卫生服务中心（站）	6537	7473	3.4	3981	5559	8.7	2556	1914	−7.0
村卫生室	39	155	41.2	18	138	66.4	21	17	−5.1

*取得全科医生培训合格证的人数减少与2018年10月下发《北京市关于改革完善全科医生培养与使用激励机制的实施方案》中落实医师区域注册制度政策有关，既注册又取得培训合格证的全科医生仅包含在"注册为全科医学专业的"人数内。

1.2.3　注册护士

注册护士是指具有护士执业证书且实际从事护理工作的人员，包括在编及合同制护士（含临聘半年以上护士），不包括从事管理工作的护士，也不包括见习护师（士）、护理员（护工）。

2020年底，全市注册护士数达11.8万人，与2016年相比，注册护士数增加2.0万人（每年平均增加4990人），增长20.4%（年均增长4.7%）。2016—2020年护士增量占卫生技术人员增量的46.8%，占卫生人员增量的

40.9%。注册护士增长速度（20.4%）与医师增长速度（20.5%）接近；医护比为1∶1.09，尚未达到国家《"十三五"卫生与健康规划》1∶1.25的标准，护理人员相对短缺的现象仍较为突出。

1.2.4　药师（士）

药剂人员由医疗卫生机构药师（士）、药品零售企业药剂人员两部分组成。医疗卫生机构药师（士）包括主任药师、副主任药师、主管药师、药师和药士，不包括见习药师（士）和药剂员。

2020年底，全市医疗卫生机构药师（士）1.5万人（不含零售企业药剂人员），与2016年相比，增加1481人，增长10.8%（年均增长2.6%）。药师（士）的增长速度低于上述三类卫生技术人员的增长速度。

1.2.5　技师（士）

技师（士）主要在医疗卫生机构医学影像科、检验科等医技科室工作，包括主任技师、副主任技师、主管技师、技师和技士，不包括见习技师（士）和检验员。

2020年底，全市技师（士）1.4万人。与2016年相比，技师（士）增加2128人，增长17.5%（年均增长4.1%）。其增长速度高于药师（士），低于执业（助理）医师和注册护士增长速度。

1.2.6　卫生监督员

卫生监督员指取得卫生监督员执业证书且实际从事监督工作的人员。

2020年底，全市卫生监督员1200人。与2016年相比，卫生监督员增加46人，增长4.0%（年均增长1.0%）。

1.3　乡村医生和卫生员

乡村医生是指从当地卫生和计生行政部门获得"乡村医生"证书的人员；卫生员是指村卫生室中未获得"乡村医生"证书的人员。

2020年底，北京乡村医生和卫生员总数为2661人，其中乡村医生为2638人，占99.1%；卫生员为23人，占0.9%。与2016年相比，2020年乡村医生和卫生员人数均有所减少，分别减少694人（年均减少5.7%）和54人（年均减少26.1%）（表1-5）。

表1-5　2016—2020年全市乡村医生和卫生员数（人）

项目	2016年	2017年	2018年	2019年	2020年	4年增加数	年均增长（%）
总人数	3409	3247	2977	2776	2661	−748	−6.0
乡村医生	3332	3200	2950	2760	2638	−694	−5.7
卫生员	77	47	27	16	23	−54	−26.1

1.4　其他技术人员

其他技术人员是指从事医疗器械修配、卫生宣传、科研、教学等技术工作的非卫生专业人员。2020年底，全市其他技术人员1.8万人，比2016年增加1620人，增长9.9%（年均增长2.4%）。其他技术人员增长速度低于上述各类卫生技术人员（图1-3）。

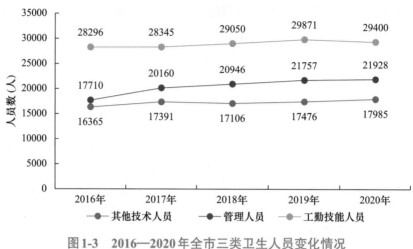

图 1-3　2016—2020年全市三类卫生人员变化情况

1.5　管理人员

管理人员是指担负领导职责或管理任务的工作人员。包括从事医疗服务、公共卫生、医学科研与教学等业务管理工作的人员；主要从事党政、人事、财务、信息、安全保卫等行政管理工作的人员。

2020年底，全市卫生管理人员达2.2万人，比2016年增加4218人，增长23.8%（年均增长5.5%）。管理人员的增长速度高于卫生技术人员和其他技术人员（图1-3）。

1.6　工勤技能人员

工勤技能人员是指承担技能操作和维护、后勤保障、服务等职责的工作人员。工勤技能人员分为技术工和普通工。技术工包括护理员（工）、药剂员（工）、检验员、收费员、挂号员等，但不包括实验员、技术员、研究实习员（计入其他技术人员），经济员、会计员和统计员等（计入管理人员）。

2020年底，全市医疗卫生机构工勤技能人员2.9万人，比2016年增加1104人，增长3.9%（年均增加1.0%）。工勤技能人员增长速度低于卫生技术人员（图1-3）。

本章小结

❖　2016—2020年，北京卫生人员增加4.9万人（平均每年增加1.2万人），增长16.3%（年均增长3.8%）。截至2020年底，全市卫生人员数已达34.8万人，其中卫生技术人员27.6万人，乡村医生和卫生员2661人，其他技术人员1.8万人，管理人员2.2万人，工勤技能人员2.9万人。

❖　2016—2020年，北京卫生人员数量增加主要是卫生技术人员数量的增加。其中注册护士增加2.0万人，占40.9%；执业（助理）医师增加1.8万人，占37.6%。

❖　2016—2020年，北京注册护士增加数量高于执业（助理）医师增加数量，但两者的增速接近；截至2020年底，全市执业（助理医师）10.8万人，注册护士11.8万人；医护比为1∶1.09，低于"十三五"时期国家1∶1.25的标准，护理人员相对短缺情形待进一步缓解。

❖　2020年底，全科医生数达9924人，与2016年相比，全科医生数增加1387人，增长16.2%，其中注册为全科医学专业的人数增加2132人，增长47.4%。2020年底，北京乡村医生数为2638人，卫生员为23人。与2016年相比，乡村医生和卫生员人数均有所减少。

高摘星　路　凤　赵凯平

第2章
北京卫生健康人力结构

本章主要描述北京卫生健康人力的性别、年龄、工作年限、学历、聘任技术职务、专业等构成情况，医师分科及执业情况，分析卫生健康人力结构变化规律和影响因素。

2.1 性别构成

2020年底，全市卫生技术人员中，男性占23.6%，女性占76.4%，女性人数约为男性人数的3倍。执业（助理）医师女性比男性高17.2个百分点，注册护士95.6%为女性。与2016年相比，执业（助理）医师女性上升1.2个百分点，注册护士男性上升1.4个百分点。卫生技术人员所占比例男性总体上升0.2个百分点（表2-1）。

表2-1　全市卫生技术人员性别构成（%）

项目	卫生技术人员		执业（助理）医师		注册护士	
	2016年	2020年	2016年	2020年	2016年	2020年
合计	100.0	100.0	100.0	100.0	100.0	100.0
按性别分						
男	23.4	23.6	42.6	41.4	3.0	4.4
女	76.6	76.4	57.4	58.6	97.0	95.6

2.2　年龄构成

2020年底，全市卫生技术人员以中青年为主，45岁以下占73.3%，其中25岁以下占6.6%，25～34岁占38.7%，35～44岁占28.0%（图2-1）。与2016年相比，中青年所占比例略微上升。

2020年底，执业（助理）医师年龄结构分布：25～34岁、35～44岁、45～54岁分别占22.3%、34.4%和24.9%（表2-2）。与2016年相比，25～34岁医师所占比例上升

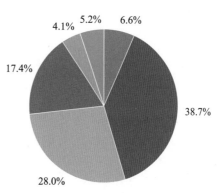

图2-1　2020年全市卫生技术人员年龄分布情况

0.9个百分点，35～44岁医师所占比例下降0.2个百分点，45～54岁医师所占比例变化不大，55～59岁医师所占比例上升2.0个百分点，60岁及以上医师所占比例下降3.1个百分点。

表2-2　全市卫生技术人员年龄构成（%）

项目	卫生技术人员		执业（助理）医师		注册护士	
	2016年	2020年	2016年	2020年	2016年	2020年
合计	100.0	100.0	100.0	100.0	100.0	100.0
25岁以下	7.4	6.6	0.1	0.4	12.6	11.1
25～34岁	40.8	38.7	21.4	22.3	50.8	49.4
35～44岁	24.2	28.0	34.6	34.4	18.8	23.5
45～54岁	18.1	17.4	24.8	24.9	15.0	13.0
55～59岁	3.1	4.1	4.7	6.7	1.6	2.0
60岁及以上	6.3	5.2	14.4	11.3	1.2	1.0

注：由于四舍五入原因，书中部分表格构成比总和不等于100%。

2020年底，注册护士机构分布发生变化，35～44岁注册护士所占比例提

高4.7个百分点，55～59岁注册护士所占比例升高0.4个百分点，其余均为降低。

总体上，全市执业（助理）医师以35～44岁为主，注册护士以25～34岁为主。

2.3　工作年限构成

2020年底，全市卫生技术人员中，工作5年以下的占16.8%，30年及以上的占9.4%（表2-3）。与2016年相比，工作5年以下的比例下降14.5个百分点，工作5～9年的比例增加9.5个百分点，工作30年及以上的比例略微上升。

表2-3　全市卫生技术人员工作年限构成（%）

项目	卫生技术人员		执业（助理）医师		注册护士	
	2016年	2020年	2016年	2020年	2016年	2020年
合计	100.0	100.0	100.0	100.0	100.0	100.0
5年以下	31.3	16.8	15.1	10.7	36.7	19.5
5～9年	21.7	31.2	19.6	23.4	25.1	35.4
10～19年	22.2	26.9	29.1	29.4	19.8	27.0
20～29年	16.3	15.6	20.3	21.4	15.1	12.7
30年及以上	8.4	9.4	16.0	15.2	3.3	5.5

从医师工作年限看，低年资医师（5年以下）所占比例下降4.4个百分点，高年资（30年及以上）所占比例略微下降。

护士工龄结构变化较医师更加明显，其中工龄5年以下比例下降17.2个百分点，工龄5～9年比例上升10.3个百分点，工龄10～19年比例上升7.2个百分点，工龄30年及以上比例上升2.2个百分点。

2.4　学历构成

2020年底，全市卫生技术人员中，研究生占16.0%，大学本科占28.8%，大专占36.2%，中专占18.5%，高中及以下占0.6%（图2-2、表2-4）。与2016年相比，卫生技术人员学历水平明显提高，其中本科及以上比例提高了4.2个百分点。

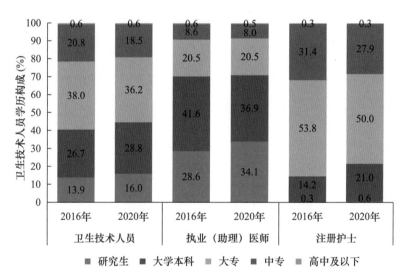

图2-2　全市卫生技术人员学历构成

表2-4　全市卫生技术人员学历构成（%）

项目	卫生技术人员		执业（助理）医师		注册护士	
	2016年	2020年	2016年	2020年	2016年	2020年
合计	**100.0**	**100.0**	**100.0**	**100.0**	**100.0**	**100.0**
研究生	13.9	16.0	28.6	34.1	0.3	0.6
大学本科	26.7	28.8	41.6	36.9	14.2	21.0
大专	38.0	36.2	20.5	20.5	53.8	50.0
中专	20.8	18.5	8.6	8.0	31.4	27.9
高中及以下	0.6	0.6	0.6	0.5	0.3	0.3

2020年底，执业（助理）医师中，研究生占34.1%，大学本科占36.9%，大专占20.5%，中专占8.0%，高中及以下占0.5%。2016—2020年，北京医师学历水平明显提高，研究生所占比例提高5.5个百分点。

2020年底，注册护士中，本科及以上占21.6%，大专占50.0%，中专占27.9%，高中及以下占0.3%。与2016年相比，本科及以上比例明显提高（提高7.1个百分点）。

2.5 聘任技术职务构成

2020年底，全市医疗卫生机构聘任的高级（正高和副高）卫生技术人员比例占9.9%，中级占23.1%，初级（师级和士级）占49.2%，待聘占17.7%（表2-5）。与2016年相比，卫生技术人员高、中级卫生技术人员聘任比例均略微上升。其中执业（助理）医师高、中级技术职务均略微下降（高级下降1.3个百分点，中级下降1.5个百分点），注册护士高、中级技术职务略微上升（高级上升0.2个百分点，中级上升1.0个百分点）。

表2-5 全市卫生技术人员聘任技术职务构成（%）

项目	卫生技术人员		执业（助理）医师		注册护士	
	2016年	2020年	2016年	2020年	2016年	2020年
合计	100.0	100.0	100.0	100.0	100.0	100.0
正高	3.0	3.1	8.1	8.0	0.1	0.1
副高	6.8	6.8	17.4	16.2	0.7	0.9
中级	22.7	23.1	34.5	33.0	16.2	17.2
师级	28.5	29.5	32.4	31.8	26.8	29.1
士级	21.1	19.7	3.0	3.2	38.7	35.2
待聘	17.8	17.7	4.6	7.8	17.5	17.5

2.6　专业类别构成

2020年底，全市卫生技术人员专业构成，卫生技术人员占79.3%，乡村医生和卫生员占0.8%，其他技术人员占5.2%，管理人员占6.3%，工勤技能人员占8.4%（表2-6）。与2016年相比，卫生技术人员占比提高1.3个百分点，管理人员占比提高0.4个百分点，乡村医生和卫生员、其他技术人员、工勤技能人员占比均略微下降。

表2-6　2016—2020年全市卫生人员专业类别构成（%）

项目	2016年	2017年	2018年	2019年	2020年
合计	100.0	100.0	100.0	100.0	100.0
卫生技术人员	78.0	78.0	78.5	79.0	79.3
乡村医生和卫生员	1.1	1.0	0.9	0.8	0.8
其他技术人员	5.5	5.5	5.3	5.1	5.2
管理人员	5.9	6.4	6.4	6.4	6.3
工勤技能人员	9.4	9.0	8.9	8.7	8.4

2.6.1　卫生技术人员

2020年底，全市卫生技术人员中，执业（助理）医师占39.0%，注册护士占42.7%，药师（士）占5.5%，技师（士）占5.2%，其他卫生技术人员占7.2%（表2-7）。与2016年相比，执业（助理）医师所占比例提高0.7个百分点，注册护士所占比例提高0.7个百分点，药师（士）所占比例下降0.4个百分点，技师（士）所占比例变化不大，其他卫生技术人员所占比例下降1.0个百分点。

表2-7　2016—2020年全市卫生技术人员专业构成（％）

项目	2016年	2017年	2018年	2019年	2020年
合计	**100.0**	**100.0**	**100.0**	**100.0**	**100.0**
执业（助理）医师	38.3	38.4	39.0	39.0	39.0
注册护士	42.0	42.1	41.9	42.4	42.7
药师（士）	5.9	5.7	5.6	5.6	5.5
技师（士）	5.2	5.2	5.2	5.2	5.2
其他卫生技术人员	8.2	8.2	7.8	7.4	7.2

2.6.1.1　执业（助理）医师

医师执业级别分为执业医师、执业助理医师，执业类别分为临床、中医、口腔、公共卫生4个类别。

1. 医师执业级别构成　2020年底，全市医师中，执业医师101115人，占93.8%；执业助理医师6662人，占6.2%（表2-8）。与2016年相比，执业医师所占比例下降0.5个百分点。

表2-8　2016—2020年全市医师执业级别人数及构成

项目	2016年	2017年	2018年	2019年	2020年
合计（人）	**89424**	**94374**	**99726**	**105248**	**107777**
执业医师	84295	88894	93524	98758	101115
执业助理医师	5129	5480	6202	6490	6662
构成（％）	**100.0**	**100.0**	**100.0**	**100.0**	**100.0**
执业医师	94.3	94.2	93.8	93.8	93.8
执业助理医师	5.7	5.8	6.2	6.2	6.2

注：本表数据来源于《医疗卫生机构年报表》。

2. 医师执业类别构成　2020年底，执业（助理）医师中，临床类别6.9万人，占比65.0%；中医类别2.2万人，占比20.3%；口腔类别1.2万人，占比11.6%；公共卫生类别0.3万人，占比3.1%（表2-9）。与2016年相比，临床、中医、口腔类别医师所占比例有所提高，公共卫生类别医师所占比例基本持平。

表 2-9　全市执业（助理）医师执业类别分布情况

项目	合计		执业医师		执业助理医师	
	2016年	2020年	2016年	2020年	2016年	2020年
人数（万人）	**8.8**	**10.6**	**8.3**	**10.0**	**0.5**	**0.6**
临床类别	6.0	6.9	5.7	6.6	0.3	0.3
中医类别	1.7	2.2	1.6	2.0	0.1	0.1
口腔类别	0.8	1.2	0.7	1.1	0.1	0.2
公共卫生类别	0.3	0.3	0.3	0.3	0.0	0.0
构成（%）	**100.0**	**100.0**	**100.0**	**100.0**	**100.0**	**100.0**
临床类别	67.9	65.0	68.4	65.9	58.9	49.6
中医类别	19.1	20.3	19.2	20.3	18.0	20.4
口腔类别	9.4	11.6	8.9	10.7	18.5	26.9
公共卫生类别	3.6	3.1	3.5	3.1	4.6	3.1

注：本表数据来源于《北京卫生人力基本信息调查表》。

3. 科室构成　2020年底，执业（助理）医师内科、外科、妇产科、儿科、中医科5大科室医师占比51.2%，医学影像科、全科医疗科、口腔科分别占比6.0%、5.4%、9.9%（表2-10）。

表 2-10　全市执业（助理）医师及注册护士的所在科室构成（%）

项目	执业（助理）医师合计		执业医师		注册护士	
	2016年	2020年	2016年	2020年	2016年	2020年
合计	**100.0**	**100.0**	**100.0**	**100.0**	**100.0**	**100.0**
预防保健科	2.8	2.6	2.4	2.3	1.3	1.7
全科医疗科	6.2	5.4	5.6	5.0	1.4	1.1
内科	18.6	17.3	18.9	17.7	14.4	14.6
外科	11.7	11.1	12.1	11.6	10.8	9.9
儿科	2.5	2.6	2.6	2.8	2.0	1.9
妇产科	5.8	4.9	5.9	5.1	4.9	4.7
眼科	1.7	1.7	1.8	1.8	0.7	0.8
耳鼻咽喉科	1.3	1.2	1.3	1.3	0.5	0.5
口腔科	8.3	9.9	7.8	8.9	2.5	3.7
皮肤科	1.0	1.0	1.0	1.0	0.3	0.3
医疗美容科	0.2	0.7	0.2	0.7	0.2	0.5

续表

项目	执业（助理）医师合计		执业医师		注册护士	
	2016年	2020年	2016年	2020年	2016年	2020年
精神科	1.2	1.2	1.2	1.2	2.2	2.3
传染科	0.6	0.5	0.7	0.5	0.8	0.6
结核病科	0.1	0.1	0.1	0.1	0.2	0.1
地方病科	0.0	0.0	0.0	0.0	0.0	0.0
肿瘤科	1.0	1.0	1.0	1.0	1.1	1.3
急诊医学科	1.7	2.1	1.7	2.1	3.1	3.7
康复医学科	0.6	0.6	0.6	0.7	0.4	0.4
运动医学科	0.1	0.1	0.1	0.1	0.1	0.1
职业病科	0.1	0.1	0.1	0.1	0.0	0.0
麻醉科	2.4	2.5	2.6	2.7	1.7	2.0
医学检验科	0.3	0.3	0.3	0.3	0.1	0.1
病理科	0.6	0.7	0.7	0.7	0.0	0.0
重症医学科	0.8	0.8	0.9	0.9	2.7	2.5
临终关怀科	0.0	0.0	0.0	0.0	0.0	0.0
疼痛科	0.0	0.1	0.0	0.1	0.0	0.0
医学影像科	6.1	6.0	6.2	6.1	0.8	0.7
中医科	15.0	15.3	15.1	15.3	3.6	3.1
民族医学科	0.0	0.1	0.0	0.1	0.0	0.1
中西医结合科	0.3	0.4	0.3	0.4	0.1	0.1
其他	8.9	9.7	8.7	9.4	44.2	43.0

与2016年相比，各科室医师构成发生变化，儿科、口腔科、医疗美容科、急诊医学科、麻醉科、病理科、中医科、民族医学科、中西医结合科、疼痛科占比提高；预防保健科、全科医疗科、内科、外科、妇产科、耳鼻咽喉科、传染科、医学影像科占比下降。内科、外科、妇产科、儿科、中医科5大科室医师占比下降2.4个百分点。

2.6.1.2 注册护士

2020年底，护士年龄以34岁以下为主，占比60.5%；学历以大专和中专为主，分别占比 50.0% 和 27.9%；技术职务以初级和待聘为主，占比 81.8%（表 2-2、表 2-4、表 2-5）。

与 2016 年相比，35～44 岁护士所占比重增大，学历水平整体提高，护士队伍已经从以大专、中专层次为主转向中专、大专、本科多层次方向发展。

2.6.1.3　药师（士）

2020 年底，全市医疗卫生机构共有药师（士）14115 人，与 2016 年相比，35～44 岁药师（士）所占比例有所提高（表 2-11）。

药师（士）以大专和本科为主（占 65.7%）。与 2016 年相比，本科及以上所占比例提高 4.3 个百分点，大专所占比例下降 3.4 个百分点。从聘任技术职务看，2020 年主任（正高）和副主任（副高）药师占 3.7%，主管（中级）药师占 23.7%。与 2016 年相比，中、高级所占比例有所上升。

2.6.1.4　技师（士）

2016 年底，全市技师（士）12903 人。技师（士）以大专和本科为主（占 74.4%）。与 2016 年相比，本科及以上所占比例提高 6.3 个百分点，大专所占比例下降 3.0 个百分点。从聘任技术职务看，2020 年主任（正高）和副主任（副高）技师占 5.6%，主管（中级）技师占 26.2%。与 2016 年相比，高级所占比例有所提高。

2.6.2　其他技术人员

其他技术人员包括医疗卫生机构中从事医疗器械修配、卫生宣传、科研、教学等技术工作的非卫生专业人员。2020 年底，全市医疗卫生机构其他技术人员为 17460 人。与 2016 年相比，人数增加 2949 人。2016—2020 年，其他技术人员的年龄分布总体偏中青年化，学历水平有所提高（表 2-11）。

本科及以上所占比例高于药师、技师（士）所占比例。

表2-11 药师（士）、技师（士）和其他技术人员年龄、学历和聘任技术职务构成（%）

分类	药师（士）		技师（士）		其他技术人员	
	2016年	2020年	2016年	2020年	2016年	2020年
合计	100.0	100.0	100.0	100.0	100.0	100.0
按年龄分						
25岁以下	5.1	3.5	6.2	7.3	5.8	4.6
25～34岁	44.1	38.7	37.0	36.4	44.1	39.4
35～44岁	21.9	30.4	25.3	27.3	23.1	32.2
45～54岁	18.6	18.0	19.9	18.6	19.4	16.0
55～59岁	4.5	4.9	4.4	4.8	4.6	5.1
60岁及以上	5.7	4.5	7.3	5.6	3.0	2.7
按学历分						
研究生	5.2	6.8	5.6	6.8	9.7	11.7
大学本科	25.4	28.1	28.1	33.2	35.8	36.5
大专	41.0	37.6	44.2	41.2	34.3	33.3
中专	26.8	26.1	20.9	18.0	13.3	12.1
高中及以下	1.6	1.4	1.1	0.7	6.9	6.4
按聘任技术职务分						
正高	0.8	0.8	0.8	0.9	1.2	1.0
副高	2.5	2.9	4.1	4.7	3.0	3.1
中级	22.0	23.7	27.7	26.2	14.2	13.6
师级	35.3	36.1	32.8	31.5	26.1	24.0
士级	24.2	21.5	17.8	18.3	17.5	16.2
待聘	15.4	14.9	16.8	18.3	38.0	42.0

2.6.3 管理人员

2.6.3.1 管理人员概述

2020年底，全市管理人员15896人，比2016年增加2310人。从年龄构成看，45岁以上管理人员占比40.2%，比2016年略有下降。从学历看，管理人员本科及以上占比57.8%，与2016年相比，学历水平整体提高（表2-12）。

表2-12　管理人员年龄、学历和聘任技术职务构成（%）

分类	医疗卫生机构合计		医院		疾病预防控制中心	
	2016年	2020年	2016年	2020年	2016年	2020年
合计	100.0	100.0	100.0	100.0	100.0	100.0
按年龄分						
25岁以下	2.5	1.9	3.0	1.7	0.0	0.0
25～34岁	28.5	26.5	30.2	28.1	14.9	9.0
35～44岁	23.2	31.4	22.8	31.5	15.6	23.5
45～54岁	28.3	23.5	28.1	23.1	39.7	32.2
55～59岁	9.8	9.5	9.3	10.0	18.9	17.6
60岁及以上	7.7	7.2	6.6	5.6	10.9	17.6
按学历分						
研究生	13.1	15.9	15.0	19.4	12.3	13.5
大学本科	42.4	41.9	44.1	43.9	41.7	42.2
大专	29.0	26.9	27.4	23.7	29.5	27.3
中专	9.7	10.1	8.2	8.5	6.3	8.7
高中及以下	5.7	5.2	5.3	4.5	10.3	8.3
按聘任技术职务分						
正高	2.6	2.5	2.7	2.8	5.3	5.9
副高	5.9	5.7	5.5	5.8	9.6	9.7
中级	20.3	17.4	20.3	19.2	23.8	20.8
师级	17.0	13.8	17.7	15.2	20.9	20.4
士级	6.5	5.1	5.9	4.3	7.3	5.5
待聘	23.3	18.7	22.5	16.3	18.2	13.8
未知	24.5	36.8	25.3	36.3	14.9	23.9

从聘任技术职务构成看，聘任高级职务占比8.2%，中级职务占比17.4%。与卫生技术人员相比，管理人员年龄、学历均偏高。主要体现在45岁以上管理人员所占比例、本科以上学历所占比例均高出卫生技术人员13.0个百分点左右。

2.6.3.2 医疗卫生机构领导干部

本报告中医疗卫生机构领导干部指医院院长、副院长及其他医疗卫生机构主任（副主任）。

1. 医院 2020年底，医院院长年龄主要集中在45岁以上，其中55岁及以上占59.1%，相对于卫生技术人员的年龄偏高。与2016年相比，存在年龄老化现象。

从学历构成看，本科及以上学历占比71.4%，明显高于卫生技术人员的学历水平（表2-13）。从聘任技术职务看，一半以上的医院院长具有高级技术职务，与2016年相比，正高技术职务的院长比例明显提高。

表2-13 医院领导干部年龄、学历和聘任技术职务构成（%）

分类	院长		副院长	
	2016年	2020年	2016年	2020年
合计	100.0	100.0	100.0	100.0
按年龄分				
25岁以下	0.0	0.0	0.0	0.0
25~34岁	1.4	1.4	0.8	1.3
35~44岁	8.2	6.6	9.5	10.0
45~54岁	31.9	32.9	45.6	47.5
55岁及以上	58.5	59.1	44.1	41.3
按学历分				
研究生	23.8	25.2	28.8	31.6
大学本科	50.0	46.2	55.1	45.5
大专	19.1	20.3	10.8	12.4
中专	6.0	7.3	4.9	10.0
高中及以下	1.1	1.0	0.4	0.5
按聘任技术职务分				
正高	36.2	41.3	46.2	41.8
副高	23.4	18.5	24.2	24.8
中级	23.8	20.6	18.0	17.3
师级及以下	16.7	19.6	11.7	16.2

与院长相比，副院长总体学历、技术职务略高。副院长本科及以上学历所占比例高于院长5.7个百分点，高级技术职务所占比例高于院长6.8个百分点。

2. 其他医疗卫生机构领导干部　2020年底，疾病预防控制中心主任及副主任年龄主要集中在45～54岁。学历水平则高于医院，大学本科及以上所占比例达74.7%，高级职称占38.2%（表2-14）。与2016年相比，疾控中心领导45岁以下占比下降7.3个百分点，学历有所提高。

表2-14　疾控中心、卫生监督中心领导干部年龄、学历和聘任技术职务构成（%）

分类	疾病预防控制中心主任及副主任		卫生监督中心主任及副主任	
	2016年	2020年	2016年	2020年
合计	100.0	100.0	100.0	100.0
按年龄分				
25岁以下	0.0	0.0	0.0	0.0
25～34岁	3.4	1.2	7.2	3.6
35～44岁	34.8	29.7	38.8	39.4
45～54岁	46.0	48.2	38.8	42.2
55岁及以上	15.9	20.9	15.2	14.8
按学历分				
研究生	21.3	17.6	7.6	8.3
大学本科	51.5	57.1	52.0	53.1
大专	20.1	16.8	23.6	20.6
中专	6.4	7.6	16.4	17.7
高中及以下	0.6	0.9	0.4	0.4
按聘任技术职务分				
正高	17.1	13.2	0.8	0.0
副高	23.8	25.0	2.8	1.1
中级	41.2	43.8	35.6	29.2
师级及以下	18.0	17.9	60.8	69.7

卫生监督中心领导干部，与2016年相比，35～54岁年龄段人数提升4.0个百分点。本科及以上学历所占比例提高1.8个百分点。副高及以上聘任技术职务所占比例下降2.5个百分点。

本章小结

❖　2016—2020年，全市卫生技术人员依然以中青年为主（45岁以下占73.3%），各年龄段呈现一个梯度，有利于卫生队伍的可持续发展。35岁以下所占比例略微下降，55岁以上人员比例总体变动不大。执业（助理）医师和注册护士的年龄结构差异较明显，医师以35～44岁为主，护士以25～34岁为主。工作年限方面，低年资医师比例下降明显。

❖　2016—2020年，全市卫生技术人员整体水平进一步提高。一是学历水平不断提高，大学本科及以上所占比例由2016年的40.6%提高到2020年的44.8%，高于全国本科及以上所占比例。医师学历水平继续提高，研究生所占比例提高5.5个百分点。本科及以上护士比例上升7.1个百分点。二是全市高、中、初级卫生技术职称比例大致为1：2：5，全国高、中、初级比例为1：2：6，与2016年相比，高、中级护士（聘）所占比例均略有上升。

❖　2016—2020年，全市卫生技术人员的专业结构也在发生变化。一是医师执业类别结构有所变化，临床类别占比下降2.9个百分点，公共卫生类别占比下降0.5个百分点，口腔类别占比提高2.2个百分点，虽然总量有所增长，但公共卫生类别增长尤为缓慢。二是医师科室构成发生变化，儿科、口腔科、医疗美容科、急诊医学科、麻醉科、病理科、中医科、民族医学科、中西医结合科、疼痛科所占比例上升；

预防保健科、全科医疗科、内科、外科、妇产科、耳鼻咽喉科、传染科、医学影像科所占比例下降。

王天奇　路　凤

第3章
北京卫生健康人力机构分布

本章主要描述北京卫生健康人力在医疗卫生机构的分布情况。依据《全国卫生资源与医疗服务统计调查制度》，本报告按照不交叉重复的原则，将医疗卫生机构分为医院、基层医疗卫生机构、专业公共卫生机构、其他医疗卫生机构4类。

按照行业管理原则，医疗卫生机构不包括以下机构：食品药品检验机构、高中等医学院校（附属医院计入医院）、医学会及医学期刊、卫生行政机关、军队医疗卫生机构，但包括这些机构或社会团体所属的医疗机构。

医院包括各级各类综合医院、中医医院、中西医结合医院、民族医医院、专科医院和护理院（含高中等院校附属医院）。

基层医疗卫生机构包括社区卫生服务中心（站）、村卫生室、门诊部、诊所、医务室、卫生所（室）、中小学卫生保健所、护理站。

专业公共卫生机构包括疾病预防控制中心、专科疾病防治机构、妇幼保健机构（含妇幼保健计划生育服务中心）、健康教育机构、急救中心（站）、采供血机构、卫生监督机构、取得《医疗机构执业许可证》或《计划生育技术服务许可证》的计划生育技术服务机构。

其他医疗卫生机构包括疗养院、临床检验中心、医学科研机构、医学在职教育机构、卫生监督（监测、检测）机构、医学考试中心、人才交流中心、统计信息中心、农村改水中心等卫生事业单位。

3.1　概况

2020年底，北京医疗卫生机构共11198个，其中，基层医疗卫生机构10183个，占90.9%。全市卫生人员中，医院占68.3%。基层医疗卫生机构占24.8%，专业公共卫生机构占4.6%。卫生技术人员中，医院占69.3，基层医疗卫生机构占24.9%，全市卫生人员和卫生技术人员的机构分布较为集中（表3-1）。

表3-1　医疗卫生机构人员数及构成

项目	机构数（个）		卫生人员（人）		卫生技术人员（人）	
	2016年	2020年	2016年	2020年	2016年	2020年
合计	**10618**	**11198**	**299462**	**348258**	**233682**	**276284**
医院	694	720	213492	237918	168551	191415
基层医疗卫生机构	9676	10183	65215	86456	50944	68901
专业公共卫生机构	114	111	15287	15974	11750	12656
其他医疗卫生机构	134	184	5468	7910	2437	3312
构成（%）	**100.0**	**100.0**	**100.0**	**100.0**	**100.0**	**100.0**
医院	6.5	6.4	71.3	68.3	72.1	69.3
基层医疗卫生机构	91.1	90.9	21.8	24.8	21.8	24.9
专业公共卫生机构	1.1	1.0	5.1	4.6	5.0	4.6
其他医疗卫生机构	1.3	1.6	1.8	2.3	1.0	1.2
年均增长速度（%）	**—**	**1.3**	**—**	**3.8**	**—**	**4.3**
医院	—	0.9	—	2.7	—	3.2
基层医疗卫生机构	—	1.3	—	7.3	—	7.8
专业公共卫生机构	—	−0.7	—	1.1	—	1.9
其他医疗卫生机构	—	8.3	—	9.7	—	8.0

2016年以来，全市卫生人员数增加48796人（增长16.3%），其中医院增加24426人，占增量的50.1%；基层医疗卫生机构增加21241人，占增量的

43.5%；专业公共卫生机构增加687人，占增量的1.4%（图3-1）。从增长速度来看，基层医疗卫生机构人员（增速7.3%），与医院（增速2.7%）相比增长速度较快。

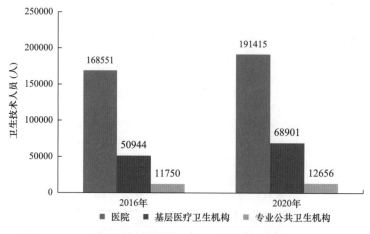

图3-1　全市卫生技术人员机构分布

与2016年相比，基层医疗卫生机构人员占比提高3.0个百分点，医院人员占比降低3.0个百分点，专业公共卫生机构人员占比降低0.5个百分点。

3.2　医院

本节主要描述不同等级、不同经济类型、不同类别、不同隶属关系医院的人力分布情况。医院按取得《医疗机构执业许可证》的机构数统计。

2020年底，全市共有医院720家，卫生人员237918人，其中卫生技术人员191415人，卫生技术人员比2016年增长13.6%（表3-1）。

2020年底，35岁以下卫生技术人员占47.6%，较2016年下降3.5个百分点，其中，35岁以下执业（助理）医师（占比23.2%）较2016年增长1.4个百分点，35岁以下注册护士（占比61.6%）较2016年降低3.3个百分点。

本科及以上学历卫生技术人员较2016年增长6.0个百分点。医师以研究生（占46.2%）和本科（占37.7%）为主，护士以大专为主（占51.3%），大专及以上学历较2016年有所提高（表3-2）。

表3-2　医院卫生技术人员年龄、学历及聘任技术职务构成（%）

项目	卫生技术人员		执业（助理）医师		注册护士	
	2016年	2020年	2016年	2020年	2016年	2020年
合计	**100.0**	**100.0**	**100.0**	**100.0**	**100.0**	**100.0**
按年龄分						
25岁以下	8.2	7.0	0.0	0.2	13.4	11.7
25~34岁	42.9	40.6	21.8	23.0	51.5	49.9
35~44岁	24.0	27.9	37.3	36.4	18.3	22.9
45~54岁	18.0	17.1	26.0	24.9	14.7	13.1
55~59岁	2.7	4.0	4.6	7.5	1.4	1.8
60岁及以上	4.2	3.4	10.3	8.0	0.7	0.6
按学历分						
研究生	16.3	19.1	38.7	46.2	0.4	0.8
大学本科	27.0	30.2	43.9	37.7	15.1	23.9
大专	38.1	35.0	13.2	12.3	55.9	51.3
中专	18.3	15.2	4.1	3.6	28.4	23.7
高中及以下	0.4	0.4	0.2	0.3	0.2	0.3
按聘任技术职务分						
正高	3.4	3.6	10.5	10.5	0.1	0.1
副高	7.0	7.1	20.0	18.5	0.7	0.9
中级	21.0	21.6	32.4	31.1	15.3	16.4
师级	28.0	28.9	30.6	28.9	26.8	29.5
士级	21.1	18.8	1.4	1.5	37.3	32.8
待聘	19.6	20.0	5.0	9.5	19.8	20.3

3.2.1　不同等级医院

医院按等级分为三级、二级、一级和未定级医院，各级别医院又分为甲等、乙等、合格和未定等。

2020年底，三级医院数量占比14.4%，二级医院占23.1%，一级医院占比56.5%。卫生技术人员分布则相反，三级医院占68.5%，二级医院占20.7%，一级医院占10.0%（表3-3）。不同等级医院卫生技术人员规模差距进一步拉大。与2016年相比，卫生技术人员由168551人增长至191415人，占比增至68.5%；二级医院和一级医院卫生技术人员总数均有所增长，但增幅小于三级医院。三级医院执业（助理）医师、注册护士占比均有所增加，一级、二级医院均有所下降（表3-3）。

不同级别医院卫生技术人员年龄、学历和职称结构均存在差异，医院级别越高，25~54岁年龄段所占比例越高，高学历、高职称人才越多。与2016年相比，各级医院35~44岁人员以及55~59岁人员所占比重均有所增加；二级、三级医院中、高级职称人员比重均有所增加；不同等级医院人员学历水平普遍提高（表3-4）。

表3-3　不同等级医院人员数及构成（人）

项目	机构数（个）		卫生技术人员		执业（助理）医师		注册护士	
	2016年	2020年	2016年	2020年	2016年	2020年	2016年	2020年
合计	694	720	168551	191415	59598	68867	78513	90019
三级医院	94	104	110176	131079	37642	45367	52835	63449
二级医院	134	166	38034	39671	13254	14134	17904	18743
一级医院	433	407	18488	19200	8075	8897	6959	7192
未定级医院	33	43	1853	1465	627	469	815	635
构成（%）	100.0	100.0	100.0	100.0	100.0	100.0	100.0	100.0
三级医院	13.5	14.4	65.4	68.5	63.2	65.9	67.3	70.5
二级医院	19.3	23.1	22.6	20.7	22.2	20.5	22.8	20.8
一级医院	62.4	56.5	11.0	10.0	13.5	12.9	8.9	8.0
未定级医院	4.8	6.0	1.1	0.8	1.1	0.7	1.0	0.7

表3-4　不同等级医院卫生技术人员年龄、学历及聘任技术职务构成（%）

项目	三级医院		二级医院		一级医院	
	2016年	2020年	2016年	2020年	2016年	2020年
合计	**100.0**	**100.0**	**100.0**	**100.0**	**100.0**	**100.0**
按年龄分						
25岁以下	7.7	6.9	10.1	7.2	7.3	7.4
25~34岁	43.4	41.2	44.2	41.1	36.6	34.7
35~44岁	25.5	28.8	22.2	27.4	18.0	21.7
45~54岁	19.3	17.9	17.1	17.1	11.7	11.5
55~59岁	2.3	4.0	2.6	3.3	5.3	5.6
60岁及以上	1.8	1.3	3.8	3.8	21.1	19.1
按学历分						
研究生	20.8	24.0	8.5	9.2	3.0	4.1
大学本科	27.0	31.0	30.3	30.9	19.8	22.5
大专	37.0	31.9	38.0	39.6	45.8	48.6
中专	15.0	12.6	22.9	20.0	30.4	24.0
高中及以下	0.3	0.4	0.3	0.2	1.0	0.8
按聘任技术职务分						
正高	3.8	4.0	2.1	2.5	3.3	3.1
副高	7.2	7.3	5.7	6.2	8.3	7.0
中级	21.0	21.7	20.4	21.5	22.8	20.8
师级	28.8	29.0	26.5	28.6	25.4	29.1
士级	17.6	15.2	26.3	26.0	32.7	29.7
待聘	21.6	22.8	19.0	15.1	7.4	10.3

3.2.2　不同经济类型医院

医院按经济类型分为公立医院、民营医院。

公立医院包括登记注册类型为国有和集体的医院。民营医院指除登记注册类型为国有和集体以外的医院，包括私营、联营、股份合作（有限）、台港澳合资合作、中外合资合作等医院。

2016年以来，北京公立医院数量减少了27家，人员数增长了8.9%，而民营医院数量增加53家，人员数增长了20.8%。民营医院人员增长速度明显快于公立医院。

2020年底公立医院数量占29.7%，人员数占77.0%；民营医院数量占70.3%，人员数占23.0%。与2016年相比，民营医院机构占比和人员占比均有所提高，分别提高5.0个百分点和1.8个百分点（表3-5）。

表3-5 不同经济类型医院人员数及构成

项目	合计		公立医院		民营医院	
	2016年	2020年	2016年	2020年	2016年	2020年
机构数（个）	694	720	241	214	453	506
人员数（人）	213492	237918	168107	183083	45385	54835
卫生技术人员	168551	191415	136764	151051	31787	40364
执业（助理）医师	59598	68867	47700	53049	11898	15818
注册护士	78513	90019	64027	71916	14486	18103
平均每院人员数（人）	307.6	330.4	697.5	855.5	100.2	108.4
机构数构成（%）	100.0	100.0	34.7	29.7	65.3	70.3
人员数构成（%）	100.0	100.0	78.7	77.0	21.3	23.0
卫生技术人员	100.0	100.0	81.1	78.9	18.9	21.1
执业（助理）医师	100.0	100.0	80.0	77.0	20.0	23.0
注册护士	100.0	100.0	81.5	79.9	18.5	20.1

尽管民营医院取得了长足的发展，但与公立医院相比，人员规模仍旧相差较大。2020年，公立医院平均每院人员数855.5人，是民营医院（108.4人）的7.9倍。

民营医院卫生技术人员中，35岁以下占51.5%，高于公立医院4.6个百分点；60岁及以上医师占24.5%，高于公立医院20.8个百分点，说明民营医院的医师多为退休返聘人员。民营医院卫生技术人员中本科及以上学历占比34.0%，明显低于公立医院（52.7%）（表3-6）。

表 3-6　2020 年不同经济类型医院卫生技术人员年龄、学历及聘任技术职务构成（%）

项目	公立医院			民营医院		
	卫生技术人员	执业（助理）医师	注册护士	卫生技术人员	执业（助理）医师	注册护士
合计	**100.0**	**100.0**	**100.0**	**100.0**	**100.0**	**100.0**
按年龄分						
25 岁以下	6.6	0.1	10.8	9.2	0.7	16.1
25～34 岁	40.3	23.5	48.3	42.3	21.3	57.9
35～44 岁	28.9	37.8	24.0	23.3	30.9	17.9
45～54 岁	18.8	27.1	15.0	9.2	16.3	3.9
55～59 岁	4.0	7.8	1.7	4.1	6.3	2.0
60 岁及以上	1.5	3.7	0.3	11.9	24.5	2.3
按学历分						
研究生	21.8	53.9	0.9	6.8	16.3	0.2
大学本科	30.9	36.7	25.7	27.2	41.4	15.4
大专	32.3	6.9	49.6	47.7	33.2	59.5
中专	14.6	2.2	23.5	17.8	8.7	24.8
高中及以下	0.4	0.3	0.3	0.5	0.4	0.3
按聘任技术职务分						
正高	3.8	11.3	0.1	2.9	7.5	0.1
副高	7.3	19.4	1.0	6.1	15.0	0.4
中级	22.4	31.2	18.0	17.9	30.6	8.6
师级	29.2	27.3	31.2	27.4	35.2	21.4
士级	16.2	1.0	28.1	30.9	3.8	55.9
待聘	6.6	0.1	10.8	9.2	0.7	16.1

3.2.3　不同类别医院

医院按类别分为综合医院、中医医院、中西医结合医院、民族医医院、专科医院和护理院。中医医院包括中医（综合）医院和中医专科医院。专科医院包括口腔医院、眼科医院、耳鼻咽喉科医院、肿瘤医院、心血管病医院、胸科医院、血液病医院、妇产（科）医院、儿童医院、精神病医院、传染病医院、皮肤病医院、结核病医院、麻风病医院、职业病医院、骨科医院、康复医院、整形外科医院、美容医院等其他专科医院，不包括妇幼保健院和各类专科疾病防治院。

2020年医院卫生技术人员中，综合医院占58.2%，中医医院占13.2%，专科医院占21.5%。与2016年相比，各类医院的卫生技术人员总量均有所提高。综合医院占比略有下降，中医医院、中西医结合医院及专科医院占比略有提高（表3-7）。

表3-7　不同类别医院人员数及构成

项目	机构数（个）		卫生技术人员（人）		执业（助理）医师（人）		注册护士（人）	
	2016年	2020年	2016年	2020年	2016年	2020年	2016年	2020年
合计	694	720	168551	191415	59598	68867	78513	90019
综合医院	300	259	103086	111313	36176	39165	49170	54163
中医医院	164	180	22061	25269	9301	10828	8289	9675
中西医结合医院	38	45	9297	13168	3483	5115	4106	5981
民族医医院	3	4	282	295	84	127	127	112
专科医院	181	221	33779	41223	10536	13609	16798	20019
护理院	8	11	46	147	18	23	23	69
构成（%）	100.0	100.0	100.0	100.0	100.0	100.0	100.0	100.0
综合医院	43.2	36.0	61.2	58.2	60.7	56.9	62.6	60.2
中医医院	23.6	25.0	13.1	13.2	15.6	15.7	10.6	10.8
中西医结合医院	5.5	6.3	5.5	6.9	5.8	7.4	5.2	6.6
民族医医院	0.4	0.6	0.2	0.2	0.1	0.2	0.2	0.1
专科医院	26.1	30.7	20.0	21.5	17.7	19.8	21.4	22.2
护理院	1.2	1.5	0.0	0.1	0.0	0.0	0.0	0.1

3.2.4　不同主办单位医院

按主办单位分，医院分为政府办、社会办和个人办。政府办医院包括卫生健康、教育、公安、民政、司法、兵团等行政部门举办的医院。社会办医院包括企业、事业单位、社会团体和其他社会组织（含台港澳投资和国外投资）举办的医院。

2020年底，政府办医院卫生技术人员133991人，社会办医院39067人，个人办医院18357人。七成人员集中在政府办医院。

与2016年相比，政府办医院卫生技术人员增加15404人，增长13.0%；社会办卫生技术人员增加3159人，增长8.8%；个人办增加4301人，增长30.6%。个人办医院卫生技术人员增长速度明显快于政府办和社会办增长速度（表3-8）。

表3-8　不同主办单位医院卫生技术人员数及构成

项目	机构数（个）		卫生技术人员（人）		执业（助理）医师（人）		注册护士（人）	
	2016年	2020年	2016年	2020年	2016年	2020年	2016年	2020年
合计	694	720	168551	191415	59598	68867	78513	90019
政府办医院	150	146	118587	133991	41198	46717	55889	64291
社会办医院	290	280	35908	39067	12898	14620	16443	17712
个人办医院	254	294	14056	18357	5502	7530	6181	8016
构成（%）	100.0	100.0	100.0	100.0	100.0	100.0	100.0	100.0
政府办医院	21.6	20.3	70.4	70.0	69.1	67.8	71.2	71.4
社会办医院	41.8	38.9	21.3	20.4	21.6	21.2	20.9	19.7
个人办医院	36.6	40.8	8.3	9.6	9.2	10.9	7.9	8.9

3.2.5　不同隶属关系医院

医院按隶属关系分为中央属医院、市属医院和区属医院以及其他。

2020年医院卫生技术人员中，中央属医院占21.7%，市属医院占23.4%，区属医院占25.0%。与2016年相比，中央属医院卫生技术人员所占比例稳中有升，市属医院基本稳定，区属医院所占比例略有下降（表3-9）。

表3-9 不同隶属关系医院人员数及构成

项目	机构数（个）		卫生技术人员（人）		执业（助理）医师		注册护士	
	2016年	2020年	2016年	2020年	2016年	2020年	2016年	2020年
合计	694	720	168551	191415	59598	68867	78513	90019
中央属医院	22	22	33697	41458	11587	14042	16083	20029
市属医院	29	30	38944	44695	12905	15219	18922	21716
区属医院	98	94	45946	47838	16706	17456	20884	22546
其他	545	574	49964	57424	18400	22150	22624	25728
构成（%）	100.0	100.0	100.0	100.0	100.0	100.0	100.0	100.0
中央属医院	3.2	3.1	20.0	21.7	19.4	20.4	20.5	22.3
市属医院	4.2	4.2	23.1	23.4	21.7	22.1	24.1	24.1
区属医院	14.1	13.1	27.3	25.0	28.0	25.4	26.6	25.1
其他	78.5	79.7	29.6	30.0	30.9	32.2	28.8	28.6

不同隶属关系医院卫生技术人员学历差异较大。中央属、市属医院卫生技术人员本科及以上学历均超过区属医院。区属医院卫生技术人员中研究生学历仅占13.0%，远低于中央属（30.2%）和市属（26.3%）。

不同隶属关系医院执业（助理）医师技术职称构成差异显著，中央属、市属医院高级职称人才所占比例较区属医院高，中央属医师所占比例为34.3%，市属医院占33.3%，区属医院仅占21.3%（表3-10）。

表3-10 2020年不同隶属关系医院卫生技术人员年龄、学历及聘任技术职务构成（%）

项目	卫生技术人员			执业（助理）医师			注册护士		
	中央属	市属	区属	中央属	市属	区属	中央属	市属	区属
合计	100.0	100.0	100.0	100.0	100.0	100.0	100.0	100.0	100.0
按年龄分									
25岁以下	7.4	6.0	6.3	0.0	0.3	0.3	12.9	9.8	8.5
25～34岁	39.5	40.2	41.3	24.9	24.1	23.6	46.0	47.3	48.7
35～44岁	28.9	29.7	28.5	36.9	37.3	37.7	25.3	25.0	24.5
45～54岁	18.1	19.1	19.5	25.0	27.7	29.3	14.0	15.3	16.7
55～59岁	5.1	4.2	2.8	10.4	8.2	4.6	1.7	2.3	1.4

续表

项目	卫生技术人员			执业（助理）医师			注册护士		
	中央属	市属	区属	中央属	市属	区属	中央属	市属	区属
60岁及以上	1.0	0.9	1.7	2.8	2.6	4.6	0.1	0.4	0.3
按学历分									
研究生	30.2	26.3	13.0	75.5	63.3	24.0	1.5	1.3	0.1
大学本科	31.9	29.4	32.3	22.3	31.3	44.8	37.3	27.9	14.9
大专	29.8	32.3	32.6	1.6	4.4	21.3	49.3	50.8	43.7
中专	7.5	11.8	21.7	0.2	0.9	9.5	11.5	19.6	41.1
高中及以下	0.6	0.3	0.4	0.4	0.1	0.4	0.4	0.3	0.3
按聘任技术职务分									
正高	5.0	4.2	2.9	14.7	13.0	5.7	0.1	0.1	0.1
副高	7.4	7.4	6.9	19.7	20.3	15.6	1.0	1.1	1.1
中级	24.4	18.6	24.9	31.2	26.6	36.9	19.8	14.7	22.6
师级	26.2	31.9	30.0	23.1	25.0	32.4	29.0	36.2	31.0
士级	12.6	13.8	18.5	0.3	0.4	4.4	22.0	24.7	31.4
待聘	24.4	24.1	16.9	11.2	14.7	5.0	28.1	23.2	13.7

3.3　基层医疗卫生机构

基层医疗卫生机构包括社区卫生服务中心（站）、村卫生室、门诊部、诊所、卫生所（室）、医务室、中小学生卫生保健所、护理站。

2020年底，全市基层医疗卫生机构10183个，比2016年增加了507个。人员数达86456人，比2016年增加了21241人，增长32.57%（表3-1）。

从各类机构分布看，2020年社区卫生服务中心（站）2069个（占比20.3%），村卫生室2484个（占比24.4%），诊所、卫生所（室）等4241个（占比41.7%）。从卫生技术人员占比来看，社区卫生服务中心（站）占比46.5%，高于其他基层医疗卫生机构。2016年以来，社区卫生服务中心（站）人员增幅为22.6%（表3-11）。

表3-11　基层医疗卫生机构人员数（人）

项目	机构数（个）		人员数		卫生技术人员		执业（助理）医师	
	2016年	2020年	2016年	2020年	2016年	2020年	2016年	2020年
合计	**9676**	**10183**	**65215**	**86456**	**50944**	**68901**	**25168**	**33595**
社区卫生服务中心（站）	1997	2069	32795	40221	27343	33556	12109	14654
村卫生室	2789	2484	3735	3379	326	718	282	646
门诊部	1141	1389	15642	21177	12075	17090	6114	8591
诊所、卫生所（室）等*	3749	4241	13043	21679	11200	17537	6663	9704
构成（%）	**100.0**	**100.0**	**100.0**	**100.0**	**100.0**	**100.0**	**100.0**	**100.0**
社区卫生服务中心（站）	20.6	20.3	50.3	46.5	53.7	48.7	48.1	43.6
村卫生室	28.8	24.4	5.7	3.9	0.6	1.0	1.1	1.9
门诊部	11.8	13.6	24.0	24.5	23.7	24.8	24.3	25.6
诊所、卫生所（室）等*	38.8	41.7	20.0	25.1	22.0	25.5	26.5	28.8

注：*处包含诊所、卫生所（室）、医务室、护理站和中小学卫生保健所。

与2016年相比，基层医疗卫生机构卫生技术人员中，35岁以下卫生技术人员比例增加0.5个百分点，本科及以上卫生技术人员比例增加0.5个百分点（表3-12）。

表3-12　基层医疗卫生机构人员年龄、学历及聘任技术职务构成（%）

项目	卫生人员		卫生技术人员	
	2016年	2020年	2016年	2020年
合计	**100.0**	**100.0**	**100.0**	**100.0**
按年龄分				
25岁以下	5.0	6.0	5.3	6.1
25～34岁	34.5	34.1	35.1	34.8
35～44岁	23.6	27.5	23.3	27.0
45～54岁	18.6	17.9	17.4	17.3

续表

项目	卫生人员		卫生技术人员	
	2016年	2020年	2016年	2020年
55～59岁	4.8	4.4	4.2	3.9
60岁及以上	13.5	10.2	14.7	10.8
按学历分				
研究生	3.5	4.5	3.9	5.1
大学本科	23.5	23.0	24.2	23.5
大专	39.1	40.9	40.3	41.9
中专	28.9	27.3	30.2	28.6
高中及以下	5.1	4.3	1.4	1.0
按聘任技术职务分				
正高	1.3	1.2	1.4	1.3
副高	5.3	5.1	6.0	5.9
中级	24.2	23.0	27.5	26.5
师级	27.6	28.2	31.1	32.3
士级	21.3	21.5	23.1	23.8
待聘	20.4	20.9	10.9	10.1

3.3.1　社区卫生服务中心（站）

2016—2020年，社区卫生服务中心（站）卫生技术人员35～44岁年龄组占比明显提高，增加至27.0%，60岁及以下年龄组占比有所下降。2020年，35岁以下执业（助理）医师、注册护士、药师分别较2016年下降4.1个百分点、2.0个百分点和10.0个百分点。

2020年，社区卫生服务中心（站）医师以大学本科（34.0%）和大专（37.3%）为主，护士以中专为主（占50.9%），药师以大专（占40.1%）和中专（38.8%）为主。2016—2020年，人员学历结构基本稳定（表3-13）。

表3-13 社区卫生服务中心（站）卫生技术人员年龄、学历及聘任技术职务构成（%）

项目	卫生技术人员		执业（助理）医师		注册护士		药师		技师	
	2016年	2020年	2016年	2020年	2016年	2020年	2016年	2020年	2016年	2020年
合计	100.0	100.0	100.0	100.0	100.0	100.0	100.0	100.0	100.0	100.0
按年龄分										
25岁以下	5.3	6.1	0.3	0.9	7.9	5.5	6.3	4.7	8.3	11.6
25～34岁	35.1	34.8	28.8	24.1	45.3	45.7	53.1	44.7	38.1	37.4
35～44岁	23.3	27.0	32.6	34.2	23.4	28.4	19.7	31.3	27.1	27.3
45～54岁	17.4	17.3	23.6	29.3	20.1	17.2	13.5	14.0	15.5	17.0
55～59岁	4.2	3.9	3.9	3.5	2.1	2.4	4.0	2.8	2.8	2.7
60岁及以上	14.7	10.8	10.8	7.9	1.2	0.9	3.5	2.6	8.1	4.1
按学历分										
研究生	3.9	5.1	7.9	10.0	0.0	0.1	1.5	1.3	1.2	1.2
大学本科	24.2	23.5	36.6	34.0	13.1	11.8	18.3	18.1	15.5	15.4
大专	40.3	41.9	37.2	37.3	41.2	37.1	40.9	40.1	45.8	47.4
中专	30.2	28.6	17.5	18.1	45.3	50.9	37.6	38.8	35.9	34.9
高中及以下	1.4	1.0	0.8	0.5	0.4	0.3	1.7	1.8	1.6	1.2
按聘任技术职务分										
正高	1.4	1.3	1.5	2.0	0.1	0.1	0.1	0.1	0.2	0.1
副高	6.0	5.9	10.6	12.3	0.7	1.1	1.2	1.5	2.3	2.9
中级	27.5	26.5	38.5	38.3	25.0	28.0	13.8	17.4	23.8	23.2
师级	31.1	32.3	37.8	35.1	34.1	35.1	36.8	38.6	34.6	29.6
士级	23.1	23.8	9.8	9.0	36.2	30.6	36.3	31.3	28.0	30.0
待聘	10.9	10.1	1.8	3.2	3.9	5.0	11.8	11.1	10.9	14.2

3.4 专业公共卫生机构

《中共中央国务院关于深化医药卫生体制改革的意见》提出要全面加强公共卫生服务体系建设，建立健全疾病预防控制、健康教育、妇幼保健、精神卫生、应急救治、采供血、卫生监督和计划生育等专业公共卫生服务网络。

专业公共卫生机构包括疾病预防控制中心、专科疾病防治机构、健康教育机构、妇幼保健机构、急救中心（站）、采供血机构、卫生监督机构、计划生育技术服务机构。

2020年底，全市共有专业公共卫生机构111个，人员数15974人，每万人口专业公共机构人员7.30人，优于全国水平（6.56人）。从人员构成看，妇幼保健院（所、站）占比43.6%，疾病预防控制中心占比23.1%，急救中心（站）占比14.1%。

2016年以来，全市专业公共卫生机构人员数增加687人，增长4.49%。其中，急救中心（站）增长28.83%，专科疾病防治机构增长14.06%，妇幼保健机构增长5.58%，采供血机构、疾病预防控制中心、卫生监督机构人员减少（表3-14）。

表3-14　全市专业公共卫生机构人员数

项目	人员数（人）		卫生技术人员（人）		每万人口人员数（人）		卫生人员年均增长速度（%）	卫生技术人员年均增长速度（%）
	2016年	2020年	2016年	2020年	2016年	2020年		
合计	15287	15974	11750	12656	7.04	7.30	1.1	1.9
急救中心（站）	1748	2252	908	1252	0.80	1.03	6.5	8.4
采供血机构	854	745	577	574	0.39	0.34	−3.4	−0.1
妇幼保健院（所、站）	6597	6965	5482	5865	3.04	3.18	1.4	1.7
专科疾病防治院（所、站）	932	1063	632	697	0.43	0.49	3.3	2.5
疾病预防控制中心	3833	3685	2954	3092	1.76	1.68	−1.0	1.2
卫生监督所（中心）	1262	1219	1185	1176	0.58	0.56	−0.9	−0.2
计划生育技术服务中心（站）	61	45	12	0	0.03	0.02	−7.3	−100.0

3.4.1　疾病预防控制中心

2020年底，全市疾病预防控制中心共有人员数3685人，其中市属人员占11.1%，区属占60.5%（表3-15）。2016年以来，疾病预防控制中心卫生人员数减少148人，但卫生技术人员增加138人。

表3-15　疾病预防控制中心卫生人员数及构成

项目	人员数		卫生技术人员		执业（助理）医师	
	2016年	2020年	2016年	2020年	2016年	2020年
合计（人）	3833	3685	2954	3092	1379	1438
市属	424	408	350	347	144	150
区属	2276	2228	1850	1826	1054	1109
其他	1133	1049	754	919	181	179
构成（%）	100.0	100.0	100.0	100.0	100.0	100.0
市属	11.1	11.1	11.9	11.2	10.4	10.4
区属	59.4	60.5	62.6	59.1	76.4	77.1
其他	29.6	28.5	25.5	29.7	13.1	12.5

从年龄结构看，疾病预防控制中心卫生技术人员以35～44岁为主。与2016年相比，45岁以下占比下降6.0个百分点，其中市属下降4.4个百分点，区属下降3.2个百分点，说明疾病预防控制中心卫生技术人员年龄老化。

从学历构成看，疾病预防控制中心依然以本科及以上学历为主，占76.7%，比2016年提高4.0个百分点。单位级别越高，卫生技术人员学历水平也越高。

从职称构成看，高级职称人员比例（20.5%）高于医院（10.7%）。单位级别越高，高级职称人员比例越大。与2016年比较，高级职称人员所占比重增加（表3-16）。

表3-16　疾病预防控制中心卫生技术人员年龄、学历及聘任技术职务构成（%）

项目	合计		市属		区属	
	2016年	2020年	2016年	2020年	2016年	2020年
合计	100.0	100.0	100.0	100.0	100.0	100.0
按年龄分						
25岁以下	0.6	0.1	0.0	0.0	0.8	0.2
25～34岁	27.5	20.5	28.7	25.0	27.6	21.6

续表

项目	合计		市属		区属	
	2016年	2020年	2016年	2020年	2016年	2020年
35～44岁	36.3	37.8	33.1	32.4	36.0	39.4
45～54岁	26.3	29.4	32.8	32.1	25.8	29.0
55～59岁	5.1	7.8	5.3	9.5	4.6	5.6
60岁及以上	4.1	4.3	0.0	0.9	5.2	4.2
按学历分						
本科及以上	72.7	76.7	85.0	88.7	64.3	70.7
大专	17.8	16.1	10.3	9.2	23.0	19.9
中专	8.6	6.7	3.2	1.8	11.8	9.0
高中及以下	0.9	0.5	1.5	0.3	0.8	0.4
按聘任技术职务分						
高级	18.8	20.5	27.3	36.0	12.6	13.8
中级	38.4	38.8	37.0	37.2	40.8	41.2
初级及待聘	42.9	40.8	35.8	26.8	46.5	45.0

3.4.2　专科疾病防治机构

专科疾病防治机构指专科疾病防治院和专科疾病防治所（站、中心）。

2020年底，全市各类专科疾病防治机构24个，人员1063人，其中卫生技术人员697人。与2016年相比，专科疾病防治机构减少1个，人员数有所增加。

2020年专科疾病防治机构卫生技术人员中，35岁以下占比42.6%，本科及以上学历占比28.9%，高级职称占比7.8%。与2016年相比，本科及以上学历、高级职称占比均有所增加（表3-17）。

表3-17　专科疾病防治机构卫生技术人员年龄、学历及聘任技术职务构成（%）

项目	卫生技术人员		执业（助理）医师		注册护士	
	2016年	2020年	2016年	2020年	2016年	2020年
合计	**100.0**	**100.0**	**100.0**	**100.0**	**100.0**	**100.0**
按年龄分						
25岁以下	4.9	5.8	0.0	0.9	6.8	7.3

续表

项目	卫生技术人员		执业（助理）医师		注册护士	
	2016年	2020年	2016年	2020年	2016年	2020年
25～34岁	38.3	36.8	20.5	23.7	44.6	42.1
35～44岁	23.1	25.6	30.1	29.8	18.0	22.5
45～54岁	24.7	26.6	34.7	37.2	24.8	26.2
55～59岁	4.4	4.0	6.3	6.0	3.6	2.0
60岁及以上	4.6	1.1	8.5	2.3	2.2	0.0
按学历分						
本科及以上	23.1	28.9	44.9	56.3	5.4	5.0
大专	43.0	30.2	40.9	25.1	44.2	30.1
中专	33.4	40.6	14.2	18.6	50.0	64.6
高中及以下	0.5	0.3	0.0	0.0	0.4	0.3
按聘任技术职务分						
高级	5.7	7.8	18.8	20.0	0.0	0.7
中级	28.3	29.6	38.6	37.2	27.3	28.5
初级及待聘	66.0	62.5	42.6	42.8	72.7	70.9

3.4.3 妇幼保健机构

妇幼保健机构包括妇幼保健院、妇幼保健所、妇幼保健计划服务中心等等，按取得《医疗机构执业许可证》的机构数统计。

2020年底，全市妇幼保健机构19个，共有人员6965人，其中卫生技术人员5865人（表3-14）。

从卫生技术人员年龄构成分析，35岁以下人员比重较高。与2016年比较，高学历和高级职称所占比重有所增加。从卫生技术人员学历构成看，妇幼保健机构本科及以上占比39.6%低于医院（49.3%），与2016年相比，本科及以上学历提高3.5个百分点。从技术职称构成看，高级职称占比8.0%低于医院（10.7%），与2016年相比，高级职称人员占比提高0.7个百分点（表3-18）。

表3-18　妇幼保健机构卫生技术人员年龄、学历及聘任技术职务构成（%）

项目	卫生技术人员		执业（助理）医师		注册护士	
	2016年	2020年	2016年	2020年	2016年	2020年
合计	100.0	100.0	100.0	100.0	100.0	100.0
按年龄分						
25岁以下	8.5	5.1	0.2	0.0	13.9	7.6
25~34岁	43.2	40.8	18.7	18.8	49.5	49.9
35~44岁	25.1	30.1	38.1	35.3	19.9	27.2
45~54岁	18.9	18.9	33.2	34.3	15.4	13.6
55~59岁	2.3	3.0	4.4	6.3	1.1	1.4
60岁及以上	2.0	2.2	5.3	5.4	0.2	0.4
按学历分						
本科及以上	36.1	39.6	62.8	64.9	7.5	9.8
大专	35.4	33.8	25.9	23.9	45.4	45.4
中专	28.4	26.6	11.1	11.1	47.1	44.7
高中及以下	0.1	0.1	0.2	0.1	0.0	0.0
按聘任技术职务分						
高级	7.3	8.0	22.0	22.6	0.4	0.8
中级	22.5	23.8	40.9	40.2	16.7	18.8
初级及待聘	70.2	68.2	37.1	37.2	82.9	80.4

3.4.4　卫生监督机构

卫生监督机构主要包括卫生监督所，不包括卫生监督、监测（检测、检验）机构。2020年底，全市卫生监督机构18家，人员1219人。市属、区属卫生监督机构人员分别占9.4%和90.6%。2016年以来，全市卫生监督机构人员总数有所减少，主要是区属机构人员数量减少（表3-19）。

表3-19　卫生监督机构卫生人员及构成

项目	机构数（个）		人员数（人）		卫生技术人员（人）		管理人员（人）	
	2016年	2020年	2016年	2020年	2016年	2020年	2016年	2020年
合计	**18**	**18**	**1262**	**1219**	**1185**	**1176**	**13**	**11**
市属	1	1	108	115	105	114	0	0
区属	17	17	1154	1104	1080	1062	13	11
构成（%）	**100.0**	**100.0**	**100.0**	**100.0**	**100.0**	**100.0**	**100.0**	**100.0**
市属	5.6	5.6	8.6	9.4	8.8	9.7	0.0	0.0
区属	94.4	94.4	91.4	90.6	91.1	90.3	100.0	100.0

2020年底，卫生技术人员年龄以35～54岁居多（35～44岁占比37.7%，45～54岁占比33.9%），学历以本科及以上（占比69.7%）为主，高级职称占1.1%。与2016年相比，35岁以下人员所占比例下降6.5个百分点，本科及以上所占比例提高4.3个百分点，高级职称所占比例下降2.2个百分点。监督机构级别越高，高学历所占比重越大；年龄结构则正好相反，单位级别越高，人员越年轻（表3-20）。

表3-20　卫生监督机构卫生技术人员年龄、学历及聘任技术职务构成（%）

项目	合计		市属		区属	
	2016年	2020年	2016年	2020年	2016年	2020年
合计	**100.0**	**100.0**	**100.0**	**100.0**	**100.0**	**100.0**
按年龄分						
25岁以下	0.2	0.0	0.0	0.0	0.2	0.0
25～34岁	19.3	13.0	4.4	18.3	21.2	12.4
35～44岁	35.3	37.7	33.6	46.1	35.5	36.8
45～54岁	30.9	33.9	32.9	30.4	30.7	34.3
55～59岁	7.8	9.3	13.9	5.2	7.1	9.8
60岁及以上	6.6	6.1	15.3	6.8	5.5	6.8
按学历分						
本科及以上	65.4	69.7	78.1	98.3	63.8	66.5
大专	21.4	17.1	16.1	0.9	22.1	18.9
中专	12.2	11.4	5.8	0.0	13.0	12.7
高中及以下	1.0	1.8	0.0	0.9	1.1	1.9

项目	合计		市属		区属	
	2016年	2020年	2016年	2020年	2016年	2020年
按聘任技术职务分						
高级	3.3	1.1	16.8	0.0	1.6	1.3
中级	23.7	16.4	35.0	0.0	22.2	18.2
初级及待聘	51.4	42.8	48.2	0.0	51.8	47.5

3.4.5　其他专业公共卫生机构

2020年底，全市急救中心（站）15个，人员2252人，其中卫生技术人员1252人。此外，还有一些挂靠在医院的、不独立的急救机构（表3-14）。急救中心（站）卫生技术人员年龄（35岁以下占42.3%）与专科疾病防治机构相近，较其他医疗卫生机构年轻。

2020年，全市采供血机构4个，人员745人，其中卫生技术人员574人。与2016年相比，机构数量没变，人员较2016年减少109人（表3-14）。采供血机构卫生技术人员学历以中专学历为主（占40.0%），职称以初级职称为主，年龄以中青年为主（45岁以下占63.8%），但35岁以下年轻人员比例由44.6%下降到23.2%，比例减半（表3-21）。

表3-21　其他专业公共机构卫生技术人员年龄、学历及聘任技术职务构成（%）

项目	急救中心（站）		采供血机构	
	2016年	2020年	2016年	2020年
合计	**100.0**	**100.0**	**100.0**	**100.0**
按年龄分				
25岁以下	14.9	6.7	6.3	0.0
25～34岁	38.1	35.6	38.3	23.2
35～44岁	29.2	33.8	23.6	40.6
45～54岁	15.4	18.2	20.6	21.1
55～59岁	1.4	3.3	6.1	6.2

项目	急救中心（站）		采供血机构	
	2016年	2020年	2016年	2020年
60岁及以上	1.1	2.6	5.2	8.9
按学历分				
本科及以上	20.9	22.9	21.6	21.9
大专	62.2	52.7	32.4	31.1
中专	16.2	23.7	39.4	40.0
高中及以下	0.7	0.8	6.6	7.0
按聘任技术职务分				
高级	1.9	4.1	6.8	7.9
中级	12.8	17.8	19.7	25.9
初级及待聘	85.4	78.1	73.5	66.2

3.5 其他医疗卫生机构

2020年底，全市其他医疗卫生机构184个，人员7910人，卫生技术人员3312人，其他技术人员2478人。与2016年相比，机构增加50个，人员增加2442人（表3-22）。

表3-22 其他医疗卫生机构人员数

项目	机构数（个）		人员数（人）		卫生技术人员		其他技术人员	
	2016年	2020年	2016年	2020年	2016年	2020年	2016年	2020年
合计	**134**	**184**	**5468**	**7910**	**2437**	**3312**	**1654**	**2478**
医学科学研究机构	28	31	3328	3720	1474	1509	1232	1702
医学在职培训机构	8	6	165	121	26	17	49	23
临床检验中心（所、站）	42	80	1118	2694	581	1182	197	536
其他	56	67	857	1375	356	604	176	217

3.5.1 医学科学研究机构

医学科学研究机构包括医学科学研究院（所）、预防医学研究院（所）、中医（药）研究院（所）、中西医结合研究所、民族医（药）学研究所、药学研究所以及医学专科研究所，不包括高校内设的医学研究机构。

2020年底，全市共有医学科学研究机构31所，人员3720人。卫生技术人员和其他技术人员共计3211人，占人员总数的86.3%。与2016年相比，医学科学研究机构增加3家，人员相应增加392人（表3-22）。

2020年底，医学科学研究机构中，35～44岁年龄组占比最高，为37.0%。本科及以上卫生技术人员占比85.7%，与2016年相比提高5.0个百分点。技术职称构成中，高级职称占比28.1%，中级占比44.3%，与2016年相比，高级职称下降了3.8个百分点。医学科研人员中，55岁以上所占比例为24.0%，本科及以上所占比例为85.7%（表3-23）。

表3-23 医学科研及在职教育机构卫生技术人员年龄、学历及聘任技术职务构成（%）

项目	医学科学研究机构		医学在职培训机构	
	2016年	2020年	2016年	2020年
合计	**100.0**	**100.0**	**100.0**	**100.0**
按年龄分				
25岁以下	0.6	0.2	7.8	0.0
25～34岁	17.8	15.1	23.4	5.6
35～44岁	35.1	37.0	10.9	27.8
45～54岁	26.2	23.7	48.4	55.6
55～59岁	9.8	11.2	3.1	11.1
60岁及以上	10.6	12.8	6.3	0.0
按学历分				
本科及以上	80.7	85.7	21.9	27.8
大专	14.2	10.9	14.1	27.8

续表

项目	医学科学研究机构		医学在职培训机构	
	2016年	2020年	2016年	2020年
中专	4.2	3.1	20.3	44.4
高中及以下	1.0	0.4	43.8	0.0
按聘任技术职务分				
高级	31.9	28.1	6.3	11.1
中级	41.2	44.3	23.4	50.0
初级及待聘	27.0	27.7	70.3	38.9

本章小结

❖　2020年底，全市卫生人员机构分布中，医院占比68.3%，基层医疗卫生机构占比24.8%。卫生技术人员主要集中在医院（占比69.3%）。与2016年相比，基层医疗卫生机构人员占比提高3.0个百分点，医院人员占比下降3.0个百分点。

❖　2020年底，全市医院卫生技术人员191415人，4年间增长13.6%。卫生技术人员在公立和民营医院的占比分别为78.9%和21.1%；在综合、中医和专科医院的占比为58.2%、13.2%和21.5%；在政府办、社会办和个人办医院的占比分别为70.0%、20.4%和9.6%。与2016年相比，各级医院卫生技术人员总数均有所增长，三级医院增幅大于二级、一级医院；2016年以来，民营医院卫生技术人员年均增长速度为6.2%，快于公立医院（2.5%）。

❖　2016年以来，本科及以上学历卫生技术人员占比有所增长。民营医院机构占比和人员占比均有所提高，区属医院卫生技术人员中研究生学历占比远低于中央属和市属医院。

❖　2020年底，全市基层医疗卫生机构卫生技术人员中，社区卫生服务中心（站）占比 48.7%，村卫生室占比 1.0%，门诊部占比 24.8%，诊所等占比 25.5%。2016 年以来，社区卫生服务中心（站）卫生技术人员增幅为 22.7%。

❖　2016 年以来，35 岁以下执业（助理）医师、注册护士、药师，分别下降 4.1 个、2.0 个和 10.0 个百分点。社区卫生服务中心（站）医师以大学本科（34.0%）和大专（37.3%）为主，护士以中专为主（占 50.9%），药师以大专（占 40.1%）和中专（38.8%）为主。人员素质与医院相比差距较大。

❖　2016 年以来，专业公共卫生机构人员总数增加，增幅为 4.5%。其中，急救中心（站）、专科疾病防治机构、妇幼保健机构均有所增长，采供血机构、疾病预防控制中心、卫生监督机构人员减少。2016 年以来，疾病预防控制中心本科及以上学历提高 4.0 个百分点。

臧　白　路　凤

第4章
北京卫生健康人力地区分布

本章主要描述北京卫生健康人力区域分布情况。北京市行政区划分为16个区，分别是东城区、西城区、朝阳区、丰台区、石景山区、海淀区、门头沟区、房山区、通州区、顺义区、昌平区、大兴区、怀柔区、平谷区、密云区、延庆区。城六区包括东城区、西城区、朝阳区、丰台区、石景山区、海淀区；远郊十区包括门头沟区、房山区、通州区、顺义区、昌平区、大兴区、怀柔区、平谷区、密云区、延庆区。

4.1 卫生健康人力总量的地区分布

2016—2020年，北京卫生人员增加48796人，其中，城六区增加33122人，远郊十区增加15674人。从各区分布看，朝阳区卫生人员增加最多（9824人），门头沟区增加最少（249人），差距较大；从区域分布看，4类人员的增速分别为卫生人员城六区3.7%、远郊十区4.1%，卫生技术人员城六区4.2%、远郊十区4.5%，执业（助理）医师城六区4.5%、远郊十区5.1%，注册护士城六区4.8%、远郊十区4.7%。除注册护士外，卫生人员、卫生技术人员、执业（助理）医师的增速均为远郊十区高于城六区。其中，卫生人员增速昌平区最快（7.1%），东城区增速最慢（0.8%）（表4-1）。

表4-1　全市分区卫生健康人力总量（人）

地区	卫生人员		卫生技术人员		执业（助理）医师		注册护士	
	2016年	2020年	2016年	2020年	2016年	2020年	2016年	2020年
全市	299462	348258	233682	276284	89424	107777	98046	118005
城六区	209979	243101	164548	193981	62460	74877	70452	84902
东城区	33431	34558	25986	26383	10123	10446	10575	11058
西城区	42566	47562	34797	39832	12303	14205	15296	17740
朝阳区	62240	72064	47382	56247	18610	22650	20418	24638
丰台区	23870	30901	18635	24699	6975	9621	7989	10721
石景山区	9642	10592	7813	8629	3009	3206	3315	3837
海淀区	38230	47424	29935	38191	11440	14749	12859	16908
远郊十区	89483	105157	69134	82303	26964	32900	27594	33103
门头沟区	4595	4844	3526	3835	1221	1389	1476	1608
房山区	13236	14678	9656	11008	3644	4269	3855	4529
通州区	11922	13171	9436	10486	3593	4062	3609	4241
顺义区	9973	11681	7759	9126	3291	4012	2886	3427
昌平区	18492	24357	14177	18983	5260	7255	6419	8418
大兴区	14580	17574	11423	13705	4268	5155	4629	5524
怀柔区	4315	5043	3373	3959	1437	1659	1129	1360
平谷区	4785	5087	3747	4239	1549	1761	1498	1638
密云区	4581	5235	3594	4138	1666	2104	1188	1284
延庆区	3004	3487	2443	2824	1035	1234	905	1074

　　2020年，北京市常住人口2189.0万人，城六区、远郊十区分别占50.2%、49.8%，其中，朝阳区占比最高（15.8%），延庆区占比最低（1.6%）（表4-2）。北京市卫生人员数348258人，城六区、远郊十区分别占69.8%、30.2%，其中，朝阳区占比最高（20.7%），延庆区占比最低（1.0%）。从两大区域来看，城六区卫生人员所占比例高于人口比例，而远郊十区卫生人员所占比例低于人口比例。从各区来看，西城区（高出8.6个百分点）、东城区（高出6.7个百分点）、朝阳区（高出4.9个百分点）、石景山区（高出0.4个百分点）4个区卫生人员所占比例高于人口比例，其他区卫生人员所占比例

低于人口比例，其中，通州区最低（低4.6个百分点）（表4-3）。

表4-2 全市分区常住人口情况

地区	常住人口数（万人）			常住人口构成比（%）		
	2016年	2020年	2020—2016	2016年	2020年	2020—2016
全市	**2195.4**	**2189.0**	**−6.4**	**100.0**	**100.0**	**—**
城六区	**1264.7**	**1098.5**	**−166.2**	**57.6**	**50.2**	**−7.4**
东城区	86.4	70.9	−15.5	3.9	3.2	−0.7
西城区	127.3	110.6	−16.7	5.8	5.1	−0.7
朝阳区	389.3	345.1	−44.2	17.7	15.8	−2.0
丰台区	232.4	201.9	−30.5	10.6	9.2	−1.4
石景山区	65.3	56.8	−8.5	3.0	2.6	−0.4
海淀区	364.0	313.2	−50.8	16.6	14.3	−2.3
远郊十区	**930.7**	**1090.5**	**159.8**	**42.4**	**49.8**	**7.4**
门头沟区	32.8	39.3	6.5	1.5	1.8	0.3
房山区	108.9	131.3	22.4	5.0	6.0	1.0
通州区	145.9	184.0	38.1	6.6	8.4	1.8
顺义区	108.9	132.4	23.5	5.0	6.0	1.1
昌平区	202.2	226.9	24.7	9.2	10.4	1.2
大兴区	169.7	199.4	29.7	7.7	9.1	1.4
怀柔区	39.6	44.1	4.5	1.8	2.0	0.2
平谷区	42.5	45.7	3.2	1.9	2.1	0.2
密云区	48.9	52.8	3.9	2.2	2.4	0.2
延庆区	31.3	34.6	3.3	1.4	1.6	0.2

　　与2016年相比，城六区常住人口所占比例下降7.4个百分点，远郊十区提高7.4个百分点，其中，通州区提高最多（增加1.8个百分点），海淀区下降最多（减少2.3个百分点）（表4-2）。城六区卫生人员所占比例下降0.3个百分点，远郊十区提高0.3个百分点，其中，2个城区（丰台区、海

淀区）、3个郊区（昌平区、大兴区、顺义区）卫生人员所占比例有所提高，丰台区提高最多（增加0.9个百分点），东城区下降最多（减少1.3个百分点）（表4-3）。

2020年，全市十六区中执业（助理）医师和注册护士占全市比例最高的均为朝阳区（分别为21.0%、20.9%），占比最低的均为延庆区（分别为1.1%、0.9%）（表4-3、图4-1、图4-2）。

表4-3　全市分区卫生健康人力构成（%）

地区	卫生人员		卫生技术人员		执业（助理）医师		注册护士	
	2016年	2020年	2016年	2020年	2016年	2020年	2016年	2020年
全市	**100.0**	**100.0**	**100.0**	**100.0**	**100.0**	**100.0**	**100.0**	**100.0**
城六区	**70.1**	**69.8**	**70.4**	**70.2**	**69.8**	**69.5**	**71.9**	**71.9**
东城区	11.2	9.9	11.1	9.5	11.3	9.7	10.8	9.4
西城区	14.2	13.7	14.9	14.4	13.8	13.2	15.6	15.0
朝阳区	20.8	20.7	20.3	20.4	20.8	21.0	20.8	20.9
丰台区	8.0	8.9	8.0	8.9	7.8	8.9	8.1	9.1
石景山区	3.2	3.0	3.3	3.1	3.4	3.0	3.4	3.3
海淀区	12.8	13.6	12.8	13.8	12.8	13.7	13.1	14.3
远郊十区	**29.9**	**30.2**	**29.6**	**29.8**	**30.2**	**30.5**	**28.1**	**28.1**
门头沟区	1.5	1.4	1.5	1.4	1.4	1.3	1.5	1.4
房山区	4.4	4.2	4.1	4.0	4.1	4.0	3.9	3.8
通州区	4.0	3.8	4.0	3.8	4.0	3.8	3.7	3.6
顺义区	3.3	3.4	3.3	3.3	3.7	3.7	2.9	2.9
昌平区	6.2	7.0	6.1	6.9	5.9	6.7	6.5	7.1
大兴区	4.9	5.0	4.9	5.0	4.8	4.8	4.7	4.7
怀柔区	1.4	1.4	1.4	1.4	1.4	1.5	1.2	1.2
平谷区	1.6	1.5	1.6	1.5	1.7	1.6	1.5	1.4
密云区	1.5	1.5	1.5	1.5	1.9	2.0	1.2	1.1
延庆区	1.0	1.0	1.0	1.0	1.2	1.1	0.9	0.9

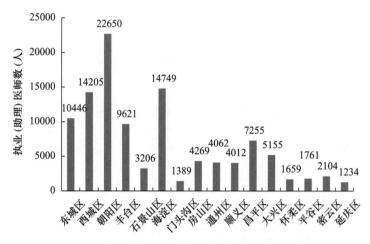

图4-1　2020年全市执业（助理）医师地区分布

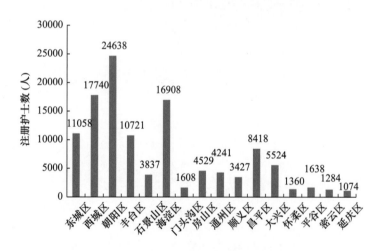

图4-2　2020年全市注册护士地区分布

4.2　卫生健康人力结构分布

4.2.1　卫生技术人员

4.2.1.1　年龄构成

2020年，北京市十六区卫生技术人员年龄结构基本相似，以25～44岁年龄段为主（全市占比为66.7%），该年龄段所占比例城六区（66.0%）低于远郊十区（68.4%），其中，大兴区最高（71.4%），密云区最低（62.4%）。

与2016年相比，十六区卫生技术人员中35～44岁所占比例增加最多，55～59岁所占比例（除外密云区）均有所提高，其他年龄段绝大多数区占比呈下降趋势，显示卫生技术队伍骨干力量有所增强（表4-4）。

表4-4　全市分区卫生技术人员年龄构成（%）

地区	25岁以下		25～34岁		35～44岁		45～54岁		55～59岁		60岁及以上	
	2016年	2020年	2016年	2020年	2016年	2020年	2016年	2020年	2016年	2020年	2016年	2020年
全市	**7.4**	**6.6**	**40.8**	**38.7**	**24.2**	**28.0**	**18.1**	**17.4**	**3.1**	**4.1**	**6.3**	**5.2**
城六区	**6.9**	**6.5**	**39.3**	**37.2**	**25.2**	**28.8**	**18.8**	**17.8**	**3.4**	**4.5**	**6.4**	**5.2**
东城区	5.7	4.8	33.7	32.9	28.1	30.0	22.8	21.1	3.9	5.8	5.8	5.4
西城区	7.2	6.7	39.7	37.3	25.8	28.6	19.6	19.2	3.1	4.5	4.7	3.6
朝阳区	6.2	7.0	40.7	39.2	25.1	28.5	17.0	15.2	3.6	4.3	7.5	5.8
丰台区	9.4	6.8	40.9	37.2	22.5	28.3	17.2	17.9	3.0	4.2	7.1	5.6
石景山区	8.2	7.6	39.3	37.4	20.7	25.6	19.9	18.4	3.0	4.3	8.8	6.7
海淀区	6.9	6.2	40.5	37.1	24.7	29.4	17.9	17.4	3.4	4.3	6.6	5.5
远郊十区	**8.6**	**6.9**	**44.5**	**42.3**	**21.9**	**26.1**	**16.4**	**16.6**	**2.4**	**2.9**	**6.1**	**5.2**
门头沟区	10.0	6.8	39.3	40.3	20.2	25.0	20.1	18.7	3.5	3.8	7.0	5.4
房山区	6.0	5.9	46.7	39.3	24.6	30.2	16.0	17.4	2.1	2.8	4.6	4.4
通州区	14.3	8.8	43.4	45.6	20.9	24.3	15.0	15.0	1.8	2.2	4.6	4.1
顺义区	4.8	6.7	41.7	40.8	23.3	23.6	20.1	18.8	3.0	3.9	7.0	6.2
昌平区	10.5	7.7	46.0	44.8	19.6	25.0	14.4	13.3	2.3	2.9	7.2	6.2
大兴区	8.6	8.2	48.6	43.4	22.5	27.9	11.6	13.2	2.5	2.5	6.4	4.7
怀柔区	10.8	6.3	41.5	43.3	20.3	23.6	18.8	19.0	2.1	2.6	6.4	5.1
平谷区	6.0	4.7	46.8	42.2	21.5	24.4	19.6	22.1	1.4	2.8	4.8	3.7
密云区	3.6	0.7	37.2	34.3	24.2	28.0	23.4	26.1	3.9	3.8	7.6	7.1
延庆区	4.4	5.5	40.5	37.4	23.7	27.1	22.2	20.8	3.1	3.5	6.2	5.7

4.2.1.2　学历构成

2020年，北京市十六区卫生技术人员学历以大学本科和大专为主。全市大学本科及以上卫生技术人员占比为44.8%，城六区（48.9%）高于远郊十区（34.9%），其中，东城区（53.7%）、西城区（51.9%）、海淀区（50.2%）均超过50%，最高的东城区与最低的平谷区（21.7%）相差32.0个百分点。

与2016年相比，北京市十六区卫生技术人员中研究生学历所占比例均有所提高，大部分区大专及以下卫生技术人员占比下降，显示卫生技术人员学历水平不断提升。大学本科及以上卫生技术人员占比提高幅度城六区（增加5.5个百分点）高于远郊十区（增加1.0个百分点）（表4-5）。

表4-5　全市分区卫生技术人员学历构成（%）

地区	研究生		大学本科		大专		中专		高中及以下	
	2016年	2020年	2016年	2020年	2016年	2020年	2016年	2020年	2016年	2020年
全市	**13.9**	**16.0**	**26.7**	**28.8**	**38.0**	**36.2**	**20.8**	**18.5**	**0.6**	**0.6**
城六区	**16.8**	**19.2**	**26.6**	**29.7**	**38.2**	**35.8**	**18.0**	**14.8**	**0.5**	**0.5**
东城区	20.5	22.3	27.7	31.4	33.2	31.5	18.1	14.5	0.5	0.4
西城区	20.1	23.9	25.8	28.0	39.8	33.5	13.9	14.2	0.5	0.4
朝阳区	14.1	16.3	26.1	30.2	39.7	39.2	19.6	13.9	0.5	0.4
丰台区	12.3	16.0	25.9	27.6	38.7	35.2	22.7	20.7	0.4	0.4
石景山区	13.8	14.7	27.0	29.3	41.5	40.5	17.1	15.0	0.7	0.4
海淀区	17.1	19.1	27.6	31.1	37.1	35.6	17.6	13.2	0.6	1.0
远郊十区	**6.9**	**8.4**	**27.0**	**26.5**	**37.7**	**37.3**	**27.5**	**27.1**	**0.9**	**0.7**
门头沟区	6.1	7.1	29.9	28.1	38.5	38.1	24.9	26.3	0.6	0.5
房山区	4.1	5.2	26.0	28.2	38.8	40.2	29.7	25.6	1.4	0.8
通州区	12.2	13.5	25.2	24.8	31.4	33.4	30.7	27.9	0.6	0.3
顺义区	6.5	6.9	26.5	23.2	37.6	37.5	28.2	31.1	1.2	1.4
昌平区	8.4	10.9	26.3	25.0	38.1	35.7	26.6	27.6	0.6	0.8
大兴区	6.9	8.5	32.2	33.7	40.2	38.4	19.9	18.7	0.8	0.6
怀柔区	5.1	6.2	32.1	28.6	33.7	31.9	28.2	32.8	0.9	0.5
平谷区	4.3	4.8	19.2	16.9	32.9	35.0	42.2	42.3	1.5	1.0
密云区	3.4	4.3	21.9	24.5	43.9	43.6	29.9	27.1	0.9	0.5
延庆区	3.9	5.8	27.9	25.8	46.8	45.9	20.5	22.2	0.8	0.3

4.2.1.3　聘任技术职务构成

2020年，北京市十六区卫生技术人员职称以中级和初级职称为主。全市高级职称占比为9.9%，城六区（10.9）高于远郊十区（7.8）3.1个百分点。其中，有6个区高级职称占比超过10%，分别是东城区（13.8%）、丰台区（12.5%）、西城区（12.0%）、海淀区（10.7%）、怀柔区（10.7%）和石景山区（10.6%），最高的东城区与最低的门头沟区（5.8%）相差8.0个百分点。

与2016年相比，远郊十区卫生技术人员高级职称占比增加了1.0个百分点，而城六区减少了0.2个百分点，表明远郊十区卫生技术人员职称水平不断提升。高级职称占比增加最多的为丰台区（增加3.5个百分点），最低的为朝阳区（降低1.7个百分点）（表4-6）。

表4-6　全市分区卫生技术人员聘任技术职务构成（%）

地区	正高		副高		中级		师级		士级		待聘	
	2016年	2020年	2016年	2020年	2016年	2020年	2016年	2020年	2016年	2020年	2016年	2020年
全市	3.0	3.1	6.8	6.8	22.7	23.1	28.5	29.5	21.1	19.7	17.7	17.6
城六区	3.6	3.6	7.5	7.3	22.8	23.3	28.9	29.5	20.6	18.9	16.5	17.3
东城区	4.9	4.8	9.4	9.0	25.5	26.1	30.8	29.8	14.7	14.8	14.5	15.3
西城区	3.8	4.4	7.5	7.6	22.0	23.5	29.9	33.5	17.9	17.4	18.9	13.6
朝阳区	3.2	2.5	6.6	5.6	20.5	20.8	28.3	27.7	23.3	21.8	18.1	21.7
丰台区	2.7	4.2	6.3	8.3	21.7	23.7	30.0	30.5	27.2	20.6	12.0	12.8
石景山区	3.0	3.3	7.0	7.3	24.5	25.7	27.6	31.2	24.0	21.3	14.0	11.2
海淀区	3.3	3.3	8.2	7.4	25.2	24.0	26.3	26.4	20.2	17.6	16.3	20.8
远郊十区	1.7	2.0	5.1	5.8	22.5	22.6	27.7	29.6	22.4	21.5	20.6	18.2
门头沟区	1.5	1.4	4.4	4.4	26.6	24.4	26.5	27.7	23.7	23.0	17.2	19.1
房山区	1.5	1.7	4.4	5.5	21.3	21.2	26.9	28.6	23.2	21.9	22.6	21.0
通州区	1.9	2.4	5.7	6.0	21.1	22.3	27.1	32.1	18.3	22.3	25.9	14.7
顺义区	1.2	1.6	4.2	5.4	21.3	22.5	28.0	29.1	21.9	22.5	23.4	18.9
昌平区	2.2	2.4	4.8	5.4	18.7	18.6	28.6	30.0	22.7	19.9	22.9	23.5
大兴区	1.9	1.9	5.9	6.1	20.9	24.1	26.2	28.6	25.0	22.8	20.2	16.4
怀柔区	2.1	2.9	5.5	7.8	26.3	26.1	26.7	29.1	23.3	21.0	16.0	13.1
平谷区	1.7	2.4	5.9	7.4	29.4	28.7	31.3	29.8	23.7	18.1	7.5	13.2
密云区	0.7	0.8	5.2	6.1	28.2	26.1	29.6	30.9	21.9	21.6	14.4	14.7
延庆区	1.7	2.1	6.2	6.1	31.4	26.8	28.2	30.5	17.0	20.7	14.8	13.4

4.2.2 执业（助理）医师

4.2.2.1 年龄构成

2020年，北京市十六区执业（助理）医师年龄结构差异不大，均以25～54岁为主（全市占比为81.6%）。35岁以下医师占比城六区（21.7%）低于远郊十区（25.2%），其中，延庆区最高（29.8%）、密云区最低（17.6%）；35～54岁医师占比城六区（59.5%）高于远郊十区（58.6%），其中，房山区最高（66.6%）、延庆区最低（52.3%）；55岁及以上医师占比城六区（18.7%）高于远郊十区（16.2%），其中，东城区最高（20.7%）、平谷区最低（12.5%）。数据显示远郊十区医师较城六区年轻，城六区高年资医师占比较高。

与2016年相比，北京市十六区55～59岁所占比例（除密云区外）均有所提高，60岁及以上医师占比均有所下降；35岁以下医师占比增加最多的是朝阳区（增加5.3个百分点），下降最大的是房山区（下降5.9个百分点）；35～54岁医师占比增加最多的是丰台区（增加5.8个百分点），下降最大的是顺义区（下降4.7个百分点）（表4-7）。

表4-7　全市分区执业（助理）医师年龄构成（%）

地区	25岁以下		25～34岁		35～44岁		45～54岁		55～59岁		60岁及以上	
	2016年	2020年	2016年	2020年	2016年	2020年	2016年	2020年	2016年	2020年	2016年	2020年
全市	0.1	0.4	21.4	22.3	34.6	34.4	24.8	24.9	4.7	6.7	14.4	11.3
城六区	0.0	0.3	19.9	21.4	35.3	34.8	25.2	24.7	5.3	7.6	14.4	11.1
东城区	0.0	0.2	16.8	18.2	36.2	31.9	29.0	29.0	5.4	9.4	12.5	11.3
西城区	0.1	0.1	21.5	24.5	36.0	34.8	25.7	24.6	5.1	7.7	11.6	8.4
朝阳区	0.0	0.6	17.9	22.6	36.4	35.5	23.8	22.4	5.6	7.1	16.3	11.9
丰台区	0.1	0.2	24.3	20.5	33.3	36.6	21.2	23.7	5.0	7.0	16.1	11.9
石景山区	0.0	0.3	24.5	20.4	29.3	33.5	24.3	25.7	4.2	6.8	17.6	13.3

续表

地区	25岁以下		25~34岁		35~44岁		45~54岁		55~59岁		60岁及以上	
	2016年	2020年	2016年	2020年	2016年	2020年	2016年	2020年	2016年	2020年	2016年	2020年
海淀区	0.0	0.4	19.7	19.1	34.9	35.0	26.0	26.0	5.2	7.7	14.2	11.8
远郊十区	**0.2**	**0.7**	**24.8**	**24.5**	**33.1**	**33.4**	**24.0**	**25.2**	**3.5**	**4.6**	**14.4**	**11.6**
门头沟区	0.8	0.1	26.1	24.9	26.0	29.9	25.7	25.0	3.9	7.2	17.4	12.9
房山区	0.0	0.7	24.8	18.2	37.2	38.5	23.8	28.1	3.0	4.2	11.1	10.3
通州区	0.2	0.8	28.1	28.6	33.3	34.5	23.5	23.3	2.7	3.5	12.2	9.3
顺义区	0.1	0.9	17.6	21.4	35.1	30.0	28.8	29.2	3.8	5.4	14.5	13.2
昌平区	0.2	0.6	26.3	27.1	31.2	33.2	20.4	20.1	4.0	5.0	18.0	14.0
大兴区	0.1	1.1	24.0	25.2	38.6	37.3	18.4	21.6	3.9	4.2	15.0	10.7
怀柔区	0.6	0.3	29.8	28.5	27.4	29.8	25.8	26.7	3.4	4.2	13.1	10.6
平谷区	0.1	1.0	26.4	22.7	31.6	29.4	29.0	34.4	2.4	4.1	10.5	8.4
密云区	0.0	0.1	20.8	17.5	28.1	29.0	31.3	35.9	4.1	3.7	15.7	13.7
延庆区	0.9	0.4	24.8	29.4	28.9	27.7	27.0	24.6	4.1	5.8	14.3	12.0

4.2.2.2　学历构成

2020年，北京市十六区执业（助理）医师学历以大学本科及以上学历为主（全市占比为71.0%），最高的西城区达到85.1%。执业（助理）医师研究生以上的占比城六区（41.2%）明显高于远郊十区（18.0%），其中，最高的西城区（52.5%）比最低的密云区（5.6%）高出46.9个百分点，表明城六区高学历医师占比较高。

与2016年相比，北京市十六区研究生学历医师占比普遍增加，增加最多的是丰台区（增加10.1个百分点），显示高学历医师占比显著提升（表4-8）。

4.2.2.3　聘任技术职务构成

2020年，全市执业（助理）医师高级职称（聘）医师占比为24.2%，城六区（26.7%）高于远郊十区（18.9%），最高的东城区（34.1%）比最低的密云区（13.2%）高出20.9个百分点。

表4-8 全市分区执业（助理）医师学历构成（%）

地区	研究生		大学本科		大专		中专		高中及以下	
	2016年	2020年	2016年	2020年	2016年	2020年	2016年	2020年	2016年	2020年
全市	**28.6**	**34.1**	**41.6**	**36.9**	**20.5**	**20.5**	**8.6**	**8.0**	**0.6**	**0.5**
城六区	**35.2**	**41.2**	**41.8**	**36.9**	**17.1**	**16.7**	**5.4**	**4.9**	**0.3**	**0.4**
东城区	39.8	44.1	43.8	39.9	12.2	12.1	3.9	3.6	0.4	0.3
西城区	43.3	52.5	39.5	32.6	13.3	11.3	3.6	3.3	0.3	0.3
朝阳区	28.7	34.7	43.2	38.1	21.2	21.3	6.5	5.6	0.4	0.3
丰台区	26.5	36.6	41.7	36.7	23.0	19.0	8.3	7.3	0.5	0.3
石景山区	31.2	34.8	42.3	39.2	19.5	19.4	6.5	6.3	0.5	0.3
海淀区	38.7	41.6	40.4	37.2	15.2	16.3	5.2	4.1	0.4	0.7
远郊十区	**13.1**	**18.0**	**41.1**	**37.0**	**28.5**	**29.2**	**16.1**	**15.0**	**0.9**	**0.8**
门头沟区	12.3	15.6	49.2	44.1	25.4	26.1	12.7	13.8	0.3	0.4
房山区	7.7	10.4	44.8	42.4	27.3	30.0	19.0	16.4	1.2	0.8
通州区	21.3	29.1	41.7	36.5	23.0	23.0	13.6	11.0	0.4	0.4
顺义区	9.4	12.6	41.0	35.1	30.6	34.0	17.1	16.8	1.9	1.5
昌平区	19.7	25.7	37.4	32.6	27.9	26.9	14.0	13.9	1.0	0.9
大兴区	13.3	19.7	46.5	42.0	27.2	26.2	12.2	11.4	0.9	0.6
怀柔区	10.7	11.2	45.0	36.9	27.9	29.4	15.0	21.8	1.3	0.8
平谷区	9.3	11.1	30.4	28.6	31.1	33.3	27.4	25.9	1.9	1.1
密云区	4.3	5.6	33.0	36.5	39.3	41.4	21.8	15.6	1.7	1.0
延庆区	8.2	12.5	41.1	36.9	36.0	38.0	13.4	12.3	1.3	0.3

与2016年相比，大部分城区正高级职称医师占比有所提高。高级职称医师占比提高较多的3个区是怀柔区（增加6.2个百分点）、丰台区（增加5.6个百分点）和平谷区（增加4.7个百分点），显示远郊十区高级职称医师队伍不断加强（表4-9）。

表4-9　全市分区执业（助理）医师聘任技术职务构成（%）

地区	正高		副高		中级		师级		士级		待聘	
	2016年	2020年	2016年	2020年	2016年	2020年	2016年	2020年	2016年	2020年	2016年	2020年
全市	**8.1**	**8.0**	**17.4**	**16.2**	**34.5**	**33.0**	**32.4**	**31.8**	**3.0**	**3.2**	**4.6**	**7.8**
城六区	**9.6**	**9.3**	**19.3**	**17.4**	**34.2**	**33.0**	**30.9**	**30.3**	**1.8**	**2.1**	**4.2**	**7.9**
东城区	12.9	12.3	22.9	21.8	33.9	33.9	25.8	26.8	1.1	1.2	3.4	4.0
西城区	10.7	10.9	20.2	18.1	32.8	32.8	30.3	31.7	1.6	1.5	4.5	5.1
朝阳区	8.2	6.3	16.5	13.4	33.2	31.8	34.9	33.5	2.2	2.9	4.9	12.2
丰台区	7.7	10.7	16.5	19.1	32.9	31.1	36.5	32.7	2.6	3.0	3.6	3.4
石景山区	7.7	9.0	16.9	17.7	33.8	34.9	32.9	32.0	2.0	2.0	6.7	4.5
海淀区	9.2	9.0	21.8	18.6	38.5	35.6	25.7	23.8	1.6	1.8	3.2	11.2
远郊十区	**4.7**	**5.2**	**13.0**	**13.7**	**35.3**	**33.0**	**35.9**	**35.1**	**5.8**	**5.7**	**5.4**	**7.5**
门头沟区	4.2	4.4	13.3	12.6	40.4	37.5	33.1	37.0	7.2	5.8	1.8	2.7
房山区	4.3	4.5	11.8	13.6	33.8	32.2	37.3	36.1	6.3	7.3	6.4	6.3
通州区	5.7	6.4	15.6	14.7	34.6	33.5	37.2	36.3	2.4	3.2	4.5	5.9
顺义区	3.1	4.1	10.7	12.2	32.9	31.8	36.3	35.0	7.9	8.3	9.1	8.6
昌平区	6.1	6.1	12.8	12.8	31.9	29.6	36.3	34.6	4.2	3.5	8.7	13.4
大兴区	5.1	4.9	15.5	14.5	35.6	35.9	34.1	34.1	5.9	5.8	3.7	4.8
怀柔区	4.8	6.5	12.1	16.6	37.0	33.3	37.4	35.2	4.3	5.0	4.3	3.5
平谷区	4.0	5.3	12.2	15.6	42.0	38.6	34.4	28.8	7.0	5.8	0.3	5.9
密云区	1.5	1.8	10.1	11.4	37.5	34.0	36.4	38.9	11.8	11.2	2.8	2.8
延庆区	4.5	4.7	13.8	12.3	39.2	29.8	32.6	37.7	5.5	6.0	4.4	9.5

4.2.3　注册护士

4.2.3.1　年龄构成

2020年，北京市十六区注册护士年龄结构基本相似，以25～44岁年龄段为主，全市该年龄段注册护士占比为72.9%，城六区（72.1%）低于远郊十区（74.8%），其中，平谷区最高（81.5%），门头沟区最低（66.6%）。

与2016年相比，北京市十六区注册护士中35～44岁年龄段占比上升，平谷区（增加7.9个百分点）、大兴区（增加7.7个百分点）、延庆区（增加7.2个百分点）上升较多，中年护士队伍在扩大。大部分区25岁以下年龄段注册护士占比下降明显（表4-10）。

表4-10 全市分区注册护士年龄构成（%）

地区	25岁以下		25~34岁		35~44岁		45~54岁		55~59岁		60岁及以上	
	2016年	2020年	2016年	2020年	2016年	2020年	2016年	2020年	2016年	2020年	2016年	2020年
全市	12.6	11.1	50.8	49.4	18.8	23.5	15.0	13.0	1.6	2.0	1.2	1.0
城六区	12.4	11.5	49.7	47.8	19.7	24.3	15.4	13.3	1.6	2.0	1.3	1.1
东城区	11.5	9.2	42.2	42.3	24.2	28.5	19.2	16.5	1.8	2.8	1.1	0.8
西城区	12.6	12.5	48.3	46.3	20.8	23.5	16.2	15.1	1.4	2.0	0.8	0.6
朝阳区	10.9	12.2	53.9	50.9	18.6	23.3	13.3	10.4	1.8	2.0	1.4	1.3
丰台区	16.8	12.2	48.3	47.8	16.7	22.7	15.5	14.5	1.3	1.6	1.5	1.1
石景山区	13.6	11.2	50.1	49.0	14.5	20.7	18.2	14.5	1.8	2.6	1.9	2.0
海淀区	11.8	10.4	52.0	48.2	19.5	25.8	13.5	12.4	1.7	1.9	1.4	1.2
远郊十区	13.2	10.3	53.6	53.4	16.6	21.4	14.1	12.1	1.6	1.8	0.9	1.0
门头沟区	13.7	10.5	38.2	44.1	21.7	22.5	21.7	19.7	3.5	2.0	1.2	1.1
房山区	9.5	8.1	55.3	50.6	20.7	26.2	12.5	12.6	1.4	1.9	0.6	0.6
通州区	22.5	13.0	47.2	55.8	15.9	18.8	12.6	10.9	0.9	0.9	0.6	0.6
顺义区	5.9	9.8	52.1	51.7	18.5	18.9	18.8	14.3	2.9	3.7	1.8	1.6
昌平区	16.1	12.5	56.0	56.6	13.3	19.0	12.7	9.7	0.9	1.2	1.0	1.1
大兴区	12.5	11.8	61.1	54.3	14.8	22.5	8.9	9.0	1.4	1.5	1.3	0.9
怀柔区	18.0	8.6	49.5	56.2	15.2	19.7	15.4	13.4	1.2	1.2	0.8	1.0
平谷区	8.7	4.4	63.6	61.0	12.6	20.5	14.3	12.1	0.5	1.8	0.3	0.2
密云区	5.4	0.4	43.5	41.6	23.5	28.4	23.2	22.0	3.7	5.3	0.8	2.3
延庆区	2.4	8.3	51.6	46.0	18.5	25.7	23.9	17.8	3.0	1.2	0.6	1.1

4.2.3.2 学历构成

2020年，北京市十六区注册护士学历以大专为主，全市大学本科及以上注册护士占比为21.7%，城六区（24.2%）高于远郊十区（15.3%），最高的海淀区（27.3%）比最低的平谷区（3.9%）高出23.4个百分点。

与2016年相比，有12个区注册护士大学本科及以上学历占比有所提高，城六区（增加9.4个百分点）提高幅度高于远郊十区（增加1.4个百分点），其中，朝阳区（增加12.0个百分点）、东城区（增加10.2个百分点）、海淀区（增加9.5个百分点）增加明显（表4-11）。

表4-11　全市分区注册护士学历构成（%）

地区	大学本科及以上		大专		中专		高中及以下	
	2016年	2020年	2016年	2020年	2016年	2020年	2016年	2020年
全市	14.5	21.7	53.8	50.0	31.4	27.9	0.3	0.3
城六区	14.8	24.2	56.5	52.2	28.5	23.3	0.2	0.3
东城区	15.4	25.6	52.1	49.0	32.3	25.3	0.2	0.1
西城区	15.6	24.1	62.8	52.9	21.5	22.6	0.2	0.4
朝阳区	12.4	24.4	55.7	54.0	31.6	21.3	0.3	0.2
丰台区	12.9	19.0	52.8	48.7	34.1	32.1	0.2	0.2
石景山区	15.3	20.9	58.4	57.2	25.7	21.5	0.7	0.4
海淀区	17.8	27.3	55.0	51.6	26.9	20.4	0.3	0.7
远郊十区	13.9	15.3	46.8	44.6	39.1	39.8	0.3	0.3
门头沟区	12.3	12.6	50.9	49.8	36.4	37.4	0.3	0.2
房山区	9.8	13.9	50.6	51.3	39.3	34.6	0.3	0.2
通州区	12.7	14.1	39.3	42.1	47.6	43.7	0.4	0.1
顺义区	10.0	9.7	45.9	38.5	43.6	50.4	0.5	1.3
昌平区	17.8	17.2	46.4	43.1	35.5	39.3	0.3	0.4
大兴区	19.0	24.6	54.4	49.7	26.4	25.5	0.2	0.2
怀柔区	14.9	15.2	38.5	34.7	46.6	49.9	0.0	0.1
平谷区	6.7	3.9	32.9	34.4	60.1	61.6	0.3	0.2
密云区	7.3	8.3	49.6	47.3	42.6	44.5	0.3	0.0
延庆区	16.5	15.0	53.7	50.7	29.7	34.3	0.0	0.0

4.2.3.3　聘任技术职务构成

2020年，北京市十六区注册护士职称以初级职称为主。全市高级职称注册护士占比仅为1.0%，显示高级职称注册护士缺乏。中高级职称注册护士占比城六区（17.5%）低于远郊十区（19.7%）。由于新增护士较多，且大多数为合同制护士，因此大部分区待聘护士比例仍较高。

与2016年相比，北京市十六区注册护士高级职称有所增加，说明注册护士职称水平不断提高（表4-12）。

表4-12　全市分区注册护士聘任技术职务构成（%）

地区	正高		副高		中级		师级		士级		待聘	
	2016年	2020年	2016年	2020年	2016年	2020年	2016年	2020年	2016年	2020年	2016年	2020年
全市	0.1	0.1	0.7	0.9	16.2	17.2	26.8	29.1	38.7	35.2	17.5	17.5
城六区	0.1	0.1	0.7	0.8	15.4	16.6	27.7	29.7	38.6	34.6	17.5	18.1
东城区	0.0	0.1	1.1	1.0	19.6	21.6	35.0	33.0	29.2	27.9	15.0	16.4
西城区	0.1	0.2	0.6	0.8	14.2	15.2	30.4	35.9	32.1	31.9	22.6	16.1
朝阳区	0.1	0.1	0.5	0.5	12.3	13.5	24.4	24.5	44.7	40.1	18.0	21.2
丰台区	0.1	0.1	0.5	1.2	15.9	19.1	24.0	29.9	49.0	36.1	10.5	13.6
石景山区	0.1	0.0	0.8	1.1	18.9	21.2	23.4	31.0	45.9	39.0	10.9	7.7
海淀区	0.1	0.1	0.7	0.8	17.1	16.9	26.8	27.8	37.2	31.9	18.2	22.5
远郊十区	0.1	0.1	0.8	1.0	18.2	18.6	24.4	27.7	38.9	36.7	17.5	15.9
门头沟区	0.0	0.1	0.3	0.2	25.9	22.7	22.5	23.3	39.6	38.2	11.6	15.5
房山区	0.0	0.0	0.6	0.9	19.2	18.8	23.7	26.4	38.1	35.2	18.4	18.6
通州区	0.0	0.0	0.7	0.7	16.1	17.4	23.4	32.6	33.3	39.7	26.5	9.5
顺义区	0.0	0.1	0.3	1.0	19.8	20.4	25.2	27.9	41.1	39.2	13.7	11.4
昌平区	0.2	0.2	0.7	1.0	12.8	12.3	24.6	26.6	37.1	33.8	24.6	26.1
大兴区	0.2	0.3	0.7	0.9	14.9	19.8	23.4	25.9	46.4	40.5	14.2	12.6
怀柔区	0.0	0.1	0.7	1.1	22.5	23.3	19.6	26.9	47.5	41.7	9.6	6.7
平谷区	0.1	0.2	1.6	1.8	24.0	23.5	31.8	35.1	41.0	26.2	1.4	13.1
密云区	0.1	0.2	2.5	3.1	28.8	27.4	26.1	27.4	33.8	35.0	8.8	7.0
延庆区	0.0	0.1	1.6	1.5	31.3	25.3	27.2	24.5	26.7	36.0	13.1	12.5

4.3　主要医疗机构人员分布

4.3.1　医院

4.3.1.1　卫生人员总量的地区分布

2020年，全市医院卫生人员数237918人，与2016年相比增加了24426

人，其中，城六区增加 18698 人，远郊十区增加 5728 人；从各区分布看，海淀区增加最多（6365 人），通州区增加最少（113 人）。2016—2020 年，全市医院卫生人员、卫生技术人员、执业（助理）医师、注册护士的增速分别为 2.7%、3.2%、3.7%、3.5%，其中，执业（助理）医师增速最高。从区域分布看，4 类人员的增速分别为卫生人员城六区 2.9%、远郊十区 2.4%，卫生技术人员城六区 3.4%、远郊十区 2.7%，执业（助理）医师城六区 3.9%、远郊十区 3.0%，注册护士城六区 3.6%、远郊十区 3.2%，4 类人员的增速均为城六区高于远郊十区。各区卫生人员丰台区增速最高（6.2%），东城区增速最低（0.1%）（表 4-13）。

表 4-13　全市分区医院卫生人员数（人）

地区	卫生人员		卫生技术人员		执业（助理）医师		注册护士	
	2016年	2020年	2016年	2020年	2016年	2020年	2016年	2020年
全市	213492	237918	168551	191415	59598	68867	78513	90019
城六区	157081	175779	124061	141959	43965	51287	57908	66655
东城区	26462	26621	20954	20794	7927	7934	9266	9386
西城区	33985	37535	28314	32108	9382	10902	13707	15573
朝阳区	45548	48716	34620	38366	12493	14292	16237	17875
丰台区	17973	22842	14013	18500	4978	6813	6646	8760
石景山区	7713	8300	6162	6744	2198	2351	2822	3129
海淀区	25400	31765	19998	25447	6987	8995	9230	11932
远郊十区	56411	62139	44490	49456	15633	17580	20605	23364
门头沟区	3238	3373	2544	2703	822	881	1172	1254
房山区	9232	9504	7147	7397	2432	2559	3216	3506
通州区	6565	6678	5355	5417	1931	2043	2299	2564
顺义区	5445	5936	4200	4607	1538	1725	1867	2096
昌平区	14115	17132	10604	13133	3521	4411	5309	6534
大兴区	8759	9583	6953	7859	2460	2790	3330	3688
怀柔区	2584	2702	2171	2259	842	837	846	922
平谷区	2828	2964	2293	2450	771	826	1171	1221
密云区	2160	2578	1914	2168	845	956	764	870
延庆区	1485	1689	1309	1463	471	552	631	709

　　2020年，从医院卫生人员地区构成看，城六区、远郊十区分别占73.9%、26.1%，其中，朝阳区占比最高（20.5%），延庆区占比最低（0.7%）。与2016年相比，城六区医院卫生人员占比增加0.3个百分点，十六区中海淀区增加最多（增加1.5个百分点）、东城区增加最少（下降1.2个百分点）（表4-14）。

表4-14　全市分区医院卫生人员构成（%）

地区	卫生人员		卫生技术人员		执业（助理）医师		注册护士	
	2016年	2020年	2016年	2020年	2016年	2020年	2016年	2020年
全市	100.0	100.0	100.0	100.0	100.0	100.0	100.0	100.0
城六区	73.6	73.9	73.6	74.2	73.8	74.5	73.8	74.0
东城区	12.4	11.2	12.4	10.9	13.3	11.5	11.8	10.4
西城区	15.9	15.8	16.8	16.8	15.7	15.8	17.5	17.3
朝阳区	21.3	20.5	20.5	20.0	21.0	20.8	20.7	19.9
丰台区	8.4	9.6	8.3	9.7	8.4	9.9	8.5	9.7
石景山区	3.6	3.5	3.7	3.5	3.7	3.4	3.6	3.5
海淀区	11.9	13.4	11.9	13.3	11.7	13.1	11.8	13.3
远郊十区	26.4	26.1	26.4	25.8	26.2	25.5	26.2	26.0
门头沟区	1.5	1.4	1.5	1.4	1.4	1.3	1.5	1.4
房山区	4.3	4.0	4.2	3.9	4.1	3.7	4.1	3.9
通州区	3.1	2.8	3.2	2.8	3.2	3.0	2.9	2.8
顺义区	2.6	2.5	2.5	2.4	2.6	2.5	2.4	2.3
昌平区	6.6	7.2	6.3	6.9	5.9	6.4	6.8	7.3
大兴区	4.1	4.0	4.1	4.1	4.1	4.1	4.2	4.1
怀柔区	1.2	1.1	1.3	1.2	1.4	1.2	1.1	1.0
平谷区	1.3	1.2	1.4	1.3	1.3	1.2	1.5	1.4
密云区	1.0	1.1	1.1	1.1	1.4	1.4	1.0	1.0
延庆区	0.7	0.7	0.8	0.8	0.8	0.8	0.8	0.8

　　2020年，全市十六区中医院执业（助理）医师和注册护士占全市比例最高的均为朝阳区（分别为20.8%、19.9%），占比最低的均为延庆区（分别为0.8%、0.8%）（表4-14、图4-3、图4-4）。

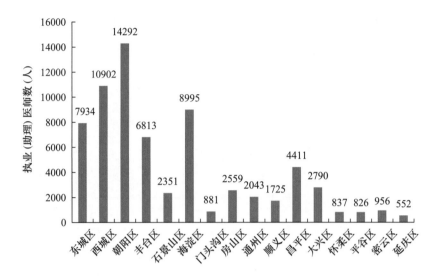

图4-3　2020年全市医院执业（助理）医师地区分布

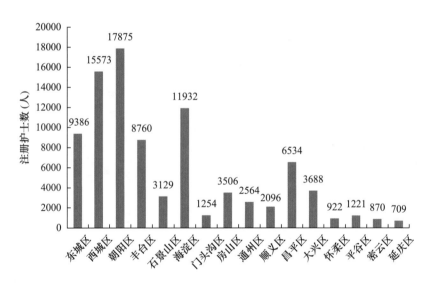

图4-4　2020年全市医院注册护士地区分布

4.3.1.2　卫生技术人员结构

1. 年龄构成　2020年，北京市十六区医院卫生技术人员以25～44岁年龄段为主，该年龄段全市所占比例为68.5%，远郊十区（70.5%）年龄较城六区（67.8%）年轻，其中，平谷区最高（74.6%），密云区最低（59.1%）。

与2016年相比，十六区医院卫生技术人员中35～44岁、55～59岁两个年龄段所占比例均有所上升，其中35～44岁年龄段所占比例上升幅度城六区（3.3%）低于远郊十区（5.4%），55～59岁年龄段所占比例上升幅度城六区（1.4%）高于远郊十区（0.9%）（表4-15）。

表4-15 全市分区医院卫生技术人员年龄构成（%）

地区	25岁以下		25～34岁		35～44岁		45～54岁		55～59岁		60岁及以上	
	2016年	2020年	2016年	2020年	2016年	2020年	2016年	2020年	2016年	2020年	2016年	2020年
全市	8.2	7.0	42.9	40.6	24.0	27.9	18.0	17.1	2.7	4.0	4.2	3.4
城六区	7.8	7.0	41.5	39.5	25.0	28.3	18.7	17.7	2.9	4.3	4.1	3.2
东城区	6.4	5.3	35.2	34.2	28.9	30.6	22.5	21.2	3.3	5.5	3.7	3.3
西城区	8.0	7.4	41.8	40.0	25.6	27.8	19.4	18.8	2.6	4.3	2.6	1.7
朝阳区	6.7	7.3	42.6	40.6	24.6	28.1	17.7	15.7	3.3	4.3	5.2	4.0
丰台区	11.0	7.7	42.2	39.0	21.7	27.3	17.1	17.7	2.7	4.1	5.4	4.2
石景山区	9.9	8.8	43.3	41.0	19.5	24.9	19.1	17.4	2.2	3.6	6.0	4.3
海淀区	8.3	6.7	44.6	41.5	24.5	28.9	16.7	16.1	2.5	3.8	3.4	2.9
远郊十区	9.2	7.0	47.2	43.8	21.3	26.7	15.7	15.5	2.1	3.0	4.5	4.0
门头沟区	10.3	8.1	41.0	41.7	20.6	25.0	19.8	18.4	2.9	3.5	5.4	3.3
房山区	7.1	6.0	49.8	41.0	23.1	31.5	14.5	15.3	1.8	2.5	3.7	3.6
通州区	14.6	8.6	44.2	45.5	21.5	24.7	15.9	16.0	1.5	2.4	2.3	2.7
顺义区	5.5	6.0	43.1	41.9	23.2	23.9	19.8	19.7	2.8	4.6	5.6	3.9
昌平区	11.4	8.2	48.3	46.9	18.8	24.6	14.1	12.3	1.8	2.9	5.5	5.1
大兴区	8.1	8.1	52.2	44.2	22.0	29.7	10.6	12.0	2.5	2.6	4.5	3.5
怀柔区	12.5	5.8	44.7	46.5	19.7	24.2	16.5	16.4	1.4	2.5	5.3	4.7
平谷区	7.6	4.1	55.5	48.2	17.6	26.4	15.5	16.8	0.8	2.7	3.1	1.9
密云区	3.0	0.4	34.3	30.4	27.0	28.7	25.5	28.0	4.2	5.3	6.0	7.1
延庆区	0.9	5.7	40.9	38.9	23.0	26.0	27.2	22.3	3.4	3.7	4.7	3.3

2. **学历构成** 2020年，北京市十六区医院卫生技术人员学历以大学本科和大专为主。大学本科及以上卫生技术人员占比城六区（52.3%）高于远郊十区（41.4%），其中，海淀区（55.2%）、东城区（54.7%）、西城区（53.1%）、朝阳区（51.4%）均超过50%，最高的海淀区（55.2%）与最低的平谷区（28.6%）相差26.7个百分点。

与2016年相比，北京市十六区医院卫生技术人员中研究生学历所占比例均不同程度的提高，城六区（增加3.2个百分点）提高幅度高于远郊十区（增加2.2个百分点），其中，丰台区（增加5.0个百分点）、西城区（增加4.4个百分点）、朝阳区（增加3.5个百分点）提高幅度较大，说明各区医院卫生技术人员高学历人才明显增加（表4-16）。

表4-16　全市分区医院卫生技术人员学历构成（%）

地区	研究生		大学本科		大专		中专		高中及以下	
	2016年	2020年	2016年	2020年	2016年	2020年	2016年	2020年	2016年	2020年
全市	**16.3**	**19.1**	**27.0**	**30.2**	**38.1**	**35.0**	**18.3**	**15.2**	**0.4**	**0.4**
城六区	**18.7**	**21.9**	**25.9**	**30.3**	**38.3**	**34.6**	**16.8**	**12.8**	**0.3**	**0.4**
东城区	21.3	22.9	27.5	31.8	33.4	31.6	17.6	13.6	0.3	0.2
西城区	20.8	25.2	24.6	27.9	40.7	33.3	13.6	13.3	0.4	0.4
朝阳区	16.6	20.1	25.2	31.3	39.2	37.0	18.7	11.4	0.4	0.3
丰台区	13.3	18.3	26.9	29.1	38.7	34.0	20.9	18.5	0.3	0.2
石景山区	16.2	17.4	26.8	30.0	41.5	40.0	14.9	12.4	0.6	0.2
海淀区	21.0	23.6	26.6	31.7	37.0	34.2	15.1	9.6	0.3	1.0
远郊十区	**9.1**	**11.3**	**30.0**	**30.1**	**37.6**	**36.3**	**22.8**	**21.9**	**0.4**	**0.5**
门头沟区	7.6	8.9	29.8	30.1	38.7	39.3	23.4	21.4	0.5	0.3
房山区	4.7	6.0	29.5	32.0	40.2	41.5	24.8	20.1	0.8	0.4
通州区	15.8	18.3	27.9	28.3	30.8	33.3	24.9	20.0	0.5	0.1
顺义区	9.0	9.8	30.1	25.7	36.9	33.1	23.6	30.1	0.4	1.3
昌平区	10.5	13.6	28.6	27.6	38.8	34.9	21.7	23.2	0.4	0.7
大兴区	9.8	11.9	33.8	37.6	41.1	37.9	14.8	12.4	0.4	0.3
怀柔区	7.5	9.8	37.6	36.3	30.6	29.9	24.1	23.9	0.2	0.1
平谷区	6.5	7.8	24.6	20.8	30.2	30.9	38.2	40.0	0.6	0.6
密云区	6.2	7.8	27.4	27.7	43.8	40.8	22.3	23.7	0.2	0.1
延庆区	6.5	9.8	33.7	33.0	42.3	42.7	17.3	14.4	0.2	0.1

3. 聘任技术职务构成　2020年，全市医院高级职称卫生技术人员所

占比例为10.7%，城六区高级职称水平（11.4%）高于远郊十区（8.8%）。十六区医院主任、副主任医师所占比例较高的有丰台区（14.3%）、东城区（13.5%）、西城区（11.9%），较低的有门头沟区（5.9%）、房山区（7.4%）、密云区（7.9%）（表4-17）。

表4-17　全市分区医院卫生技术人员聘任技术职务构成（%）

地区	正高		副高		中级		师级		士级		待聘	
	2016年	2020年	2016年	2020年	2016年	2020年	2016年	2020年	2016年	2020年	2016年	2020年
全市	3.4	3.6	7.0	7.1	21.0	21.6	28.0	28.9	21.1	18.8	19.6	20.0
城六区	3.8	4.0	7.5	7.4	20.8	21.5	28.3	28.7	20.9	18.2	18.7	20.2
东城区	4.7	4.7	9.3	8.8	24.2	24.7	31.4	29.9	14.4	14.1	16.0	17.9
西城区	3.9	4.5	7.1	7.4	19.4	20.9	29.8	34.4	18.5	17.9	21.3	14.9
朝阳区	3.4	2.8	6.6	5.8	19.0	19.6	26.8	25.0	23.2	19.9	21.1	26.9
丰台区	3.2	5.1	6.8	9.2	20.3	23.3	28.5	28.2	28.7	20.3	12.5	13.9
石景山区	3.2	3.7	7.1	7.3	21.5	23.4	25.9	29.8	26.2	22.7	16.0	13.0
海淀区	4.0	3.9	7.9	7.1	22.4	20.9	26.0	25.8	20.7	16.7	18.9	25.5
远郊十区	2.2	2.6	5.5	6.2	21.4	21.7	27.0	29.4	21.6	20.4	22.4	19.6
门头沟区	2.0	1.7	4.5	4.2	25.5	21.8	25.7	27.1	24.5	24.3	17.9	20.9
房山区	1.8	2.0	4.6	5.4	19.4	18.7	25.4	27.3	23.2	21.7	25.7	24.9
通州区	2.2	3.2	5.7	6.7	20.2	22.1	24.9	33.9	16.4	22.2	30.5	11.9
顺义区	1.5	2.4	5.2	7.4	21.0	27.0	29.8	32.8	20.7	18.4	21.9	11.9
昌平区	2.6	2.8	5.2	5.7	17.2	17.2	28.7	29.0	21.8	18.8	24.5	26.4
大兴区	2.4	2.4	6.2	6.4	20.9	23.7	24.0	27.4	24.8	23.0	21.7	17.2
怀柔区	3.2	3.7	6.0	7.2	25.6	24.2	25.2	26.9	24.1	23.1	15.9	14.9
平谷区	2.6	3.4	6.1	7.9	27.9	28.8	33.6	32.0	21.1	10.6	8.6	17.3
密云区	1.1	1.2	5.8	6.7	30.8	28.4	31.1	30.4	16.1	18.1	15.1	15.2
延庆区	2.6	2.3	8.1	6.3	31.7	23.5	24.3	29.1	15.8	23.3	17.6	15.5

与2016年相比，高级职称占比远郊十区（增加1.1个百分点）整体提高力度大于城六区（增加0.1个百分点）。其中，提高最多的是丰台区（增加4.3个百分点），最小的是延庆区（减少2.1个百分点）。

4.3.2　社区卫生服务中心

4.3.2.1　机构和卫生人员总量的地区分布

2020年，全市拥有社区卫生服务中心346个，比2016年增加了17个，其中，设立的社区卫生服务中心最多的是朝阳区（51个），最少的是东城区（9个）（表4-18）。

2020年，全市社区卫生服务中心卫生人员36059人，与2016年相比增加了6306人，其中，城六区增加2555人，远郊十区增加3751人，从各区分布看，朝阳区增加最多（1144人），石景山区增加最少（7人）。2016—2020年，全市社区卫生服务中心卫生人员、卫生技术人员、执业（助理）医师、注册护士的增速分别为4.9%、4.9%、4.4%、6.7%，其中，注册护士增速最高。从区域分布看，4类人员的增速分别为卫生人员城六区4.0%、远郊十区5.8%，卫生技术人员城六区3.8%、远郊十区6.1%，执业（助理）医师城六区3.3%、远郊十区5.5%，注册护士城六区5.1%、远郊十区8.6%，4类人员的增速均为远郊十区高于城六区。各区卫生人员增速，通州区最高（11.0%），石景山区最低（0.3%）（表4-18）。

表4-18　全市分区社区卫生服务中心机构数和卫生人员数（人）

| 地区 | 机构数（个） | | 卫生人员 | | 卫生技术人员 | | | | | |
| | | | | | | | 执业（助理）医师 | | 注册护士 | |
	2016年	2020年	2016年	2020年	2016年	2020年	2016年	2020年	2016年	2020年
全市	329	346	29753	36059	24932	30245	10952	13003	7583	9815
城六区	151	156	14943	17498	12626	14675	5604	6384	4260	5192
东城区	8	9	1229	1451	1099	1218	486	534	421	484
西城区	15	15	2072	2172	1777	1868	805	817	607	663
朝阳区	48	51	5221	6365	4445	5374	2023	2480	1433	1769

续表

地区	机构数（个）		卫生人员		卫生技术人员		执业（助理）医师		注册护士	
	2016年	2020年	2016年	2020年	2016年	2020年	2016年	2020年	2016年	2020年
丰台区	23	23	2180	2878	1784	2348	731	912	612	902
石景山区	10	10	602	609	512	535	213	220	189	226
海淀区	47	48	3639	4023	3009	3332	1346	1421	998	1148
远郊十区	**178**	**190**	**14810**	**18561**	**12306**	**15570**	**5348**	**6619**	**3323**	**4623**
门头沟区	10	11	628	703	539	601	208	249	171	198
房山区	24	25	1842	2396	1441	1957	676	860	350	540
通州区	18	22	1945	2955	1659	2543	665	929	424	780
顺义区	25	25	1955	2614	1575	2064	718	869	398	600
昌平区	16	18	1692	1981	1479	1762	606	733	510	659
大兴区	20	20	2904	3312	2364	2735	877	1010	722	948
怀柔区	14	16	817	1129	666	880	308	390	155	220
平谷区	18	18	1048	1238	908	1098	511	606	173	184
密云区	18	19	1146	1269	973	1118	423	550	250	295
延庆区	15	16	833	964	702	812	356	423	170	199

2020年，从社区卫生服务中心卫生人员地区构成看，城六区、远郊十区分别占52.5%、47.5%，其中，卫生人员占比最高的是朝阳区（17.7%），占比最低的是石景山区（1.7%）。

与2016年相比，全市社区卫生服务中心卫生人员占比城六区减少1.0个百分点，从各区构成的变化看，增加最多是通州区（增加1.7个百分点），下降最多的是西城区、海淀区（分别下降1.0个百分点）（表4-19）。

表4-19　全市分区社区卫生服务中心卫生人员构成（%）

地区	卫生人员		卫生技术人员		执业（助理）医师		注册护士	
	2016年	2020年	2016年	2020年	2016年	2020年	2016年	2020年
全市	**100.0**	**100.0**	**100.0**	**100.0**	**100.0**	**100.0**	**100.0**	**100.0**
城六区	**53.5**	**52.5**	**53.5**	**52.2**	**54.2**	**53.2**	**57.9**	**55.3**
东城区	4.1	4.0	4.4	4.0	4.4	4.1	5.6	4.9
西城区	7.0	6.0	7.1	6.2	7.4	6.3	8.0	6.8

续表

地区	卫生人员		卫生技术人员		执业（助理）医师		注册护士	
	2016年	2020年	2016年	2020年	2016年	2020年	2016年	2020年
朝阳区	17.5	17.7	17.8	17.8	18.5	19.1	18.9	18.0
丰台区	7.3	8.0	7.2	7.8	6.7	7.0	8.1	9.2
石景山区	2.0	1.7	2.1	1.8	1.9	1.7	2.5	2.3
海淀区	12.2	11.2	12.1	11.0	12.3	10.9	13.2	11.7
远郊十区	**46.5**	**47.5**	**46.5**	**47.8**	**45.8**	**46.8**	**42.1**	**44.7**
门头沟区	2.1	1.9	2.2	2.0	1.9	1.9	2.3	2.0
房山区	6.2	6.6	5.8	6.5	6.2	6.6	4.6	5.5
通州区	6.5	8.2	6.7	8.4	6.1	7.1	5.6	7.9
顺义区	6.6	7.2	6.3	6.8	6.6	6.7	5.2	6.1
昌平区	5.7	5.5	5.9	5.8	5.5	5.6	6.7	6.7
大兴区	9.8	9.2	9.5	9.0	8.0	7.8	9.5	9.7
怀柔区	2.7	3.1	2.7	2.9	2.8	3.0	2.0	2.2
平谷区	3.5	3.4	3.6	3.6	4.7	4.7	2.3	1.9
密云区	3.9	3.5	3.9	3.7	3.9	4.2	3.3	3.0
延庆区	2.8	2.7	2.8	2.7	3.3	3.3	2.2	2.0

2020年，北京市十六区中社区卫生服务中心执业（助理）医师占全市比例最高的为朝阳区（19.1%），占比最低的为石景山区（1.7%）；注册护士占全市比例最高的为朝阳区（18.0%），占比最低的为平谷区（1.9%）（表4-19、图4-5、图4-6）。

4.3.2.2　卫生技术人员结构的地区分布

1. 年龄构成　2020年，全市社区卫生服务中心卫生技术人员城六区以35～44岁年龄段为主（34.9%），远郊十区以25～34岁年龄段为主（44.5%），远郊十区年龄较城六区年轻。

与2016年相比，全市社区卫生服务中心35岁以下年龄段卫生技术人员所占比例城六区（下降6.3个百分点）下降程度高于远郊十区（下降3.3个百分点），35～54岁年龄组卫生技术人员所占比例城六区（增加8.5个百分

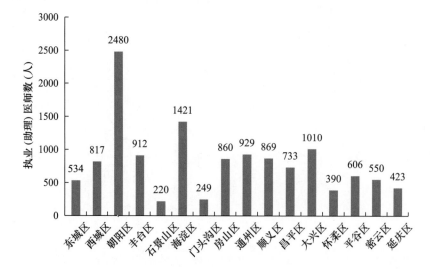

图4-5　2020年全市社区卫生服务中心执业（助理）医师地区分布

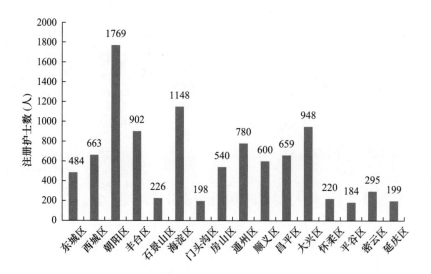

图4-6　2020年全市社区卫生服务中心注册护士地区分布

点）和远效十区（增加4.8个百分点）均呈现不同程度提高（表4-20）。

表4-20　全市分区社区卫生服务中心卫生技术人员年龄构成（%）

地区	25岁以下		25~34岁		35~44岁		45~54岁		55~59岁		60岁及以上	
	2016年	2020年	2016年	2020年	2016年	2020年	2016年	2020年	2016年	2020年	2016年	2020年
全市	7.0	6.3	41.9	38.1	25.0	29.6	18.3	20.2	2.9	2.5	5.0	3.3
城六区	3.8	4.0	37.9	31.4	27.7	34.9	20.2	21.5	3.6	3.5	6.8	4.7
东城区	5.1	3.1	31.7	34.3	23.8	28.8	29.3	25.4	5.1	4.2	4.9	4.2
西城区	1.8	1.1	40.8	28.8	27.0	40.8	21.4	23.8	3.1	2.2	5.8	3.2
朝阳区	4.6	5.6	41.5	34.7	28.9	34.3	14.4	17.1	2.7	3.0	7.8	5.2
丰台区	4.5	4.0	41.5	33.3	27.4	34.5	19.5	21.5	2.4	3.0	4.8	3.5
石景山区	2.8	3.2	30.0	27.4	27.6	29.6	23.1	23.0	5.7	5.1	10.8	11.7
海淀区	3.1	3.6	32.4	26.0	27.9	35.6	24.2	25.3	5.1	4.8	7.2	4.7
远郊十区	10.3	8.5	46.0	44.5	22.2	24.5	16.4	18.9	2.1	1.5	3.2	2.0
门头沟区	7.3	1.6	35.6	39.7	21.0	29.7	23.5	20.3	5.4	4.2	7.1	4.5
房山区	2.1	7.5	45.6	36.7	28.2	28.2	17.7	22.6	2.8	2.0	3.7	3.0
通州区	20.7	13.5	50.5	52.9	15.3	18.9	11.4	12.6	0.6	0.8	1.6	1.2
顺义区	6.5	10.7	43.2	45.3	22.1	19.5	22.6	21.1	2.5	1.3	3.1	2.0
昌平区	13.2	7.4	48.3	46.6	20.4	26.0	14.7	17.2	1.7	1.2	1.6	1.6
大兴区	11.6	8.7	47.5	44.1	23.8	27.0	12.5	17.5	1.8	1.2	2.7	1.5
怀柔区	11.9	9.7	41.1	48.8	20.0	19.3	19.4	18.8	2.4	1.8	5.1	1.7
平谷区	5.0	7.7	37.0	34.1	30.1	24.8	23.0	30.4	1.9	1.9	3.3	1.1
密云区	6.0	1.6	51.4	46.8	19.5	28.3	16.5	20.2	2.5	1.0	4.0	2.1
延庆区	10.4	5.9	47.1	40.4	22.6	30.8	13.9	17.0	1.6	1.9	4.4	4.1

2. 学历构成　2020年，全市社区卫生服务中心卫生技术人员学历以大专及以上学历为主（67.3%）。大学本科及以上卫生技术人员占比城六区（37.7%）明显高于远郊十区（19.6%），其中，占比最高的海淀区（42.9%）与最低的平谷区（8.1%）相差34.8个百分点。

与2016年相比，北京市13个区的社区卫生服务中心卫生技术人员研究生学历所占比例均有所提高，说明社区卫生服务中心卫生技术人员学历水平不断提升（表4-21）。

表4-21　全市分区社区卫生服务中心卫生技术人员学历构成（%）

地区	研究生		大学本科		大专		中专		高中及以下	
	2016年	2020年	2016年	2020年	2016年	2020年	2016年	2020年	2016年	2020年
全市	4.3	5.0	25.0	23.5	39.9	38.8	29.9	32.1	0.9	0.6
城六区	6.8	8.2	30.3	29.5	39.4	38.4	22.8	23.4	0.6	0.5
东城区	9.2	11.7	24.5	30.7	36.7	32.2	28.6	25.0	1.1	0.3
西城区	7.8	9.6	37.6	29.8	39.6	37.2	14.0	22.7	1.1	0.6
朝阳区	3.8	4.9	28.6	28.6	43.7	44.2	23.4	21.8	0.5	0.5
丰台区	11.8	12.1	22.6	24.2	36.3	34.6	29.0	28.6	0.3	0.5
石景山区	3.9	4.3	29.2	29.2	41.8	38.5	24.3	26.8	0.8	1.1
海淀区	7.5	9.2	35.0	33.7	35.4	35.2	21.5	21.3	0.6	0.5
远郊十区	1.7	1.8	19.5	17.8	40.5	39.2	37.2	40.5	0.9	0.7
门头沟区	1.5	1.4	25.4	13.7	44.1	37.6	27.9	46.4	1.0	0.9
房山区	1.4	1.8	14.2	18.7	38.9	39.3	43.3	39.2	2.2	1.1
通州区	5.2	4.8	21.1	19.1	31.8	30.7	41.4	45.1	0.5	0.4
顺义区	0.6	0.5	15.1	16.9	46.0	47.6	37.0	34.3	1.2	0.6
昌平区	2.7	2.7	18.8	12.2	33.8	32.9	43.7	51.9	1.0	0.4
大兴区	1.7	1.7	31.6	28.8	38.9	34.2	27.0	34.1	0.8	1.3
怀柔区	0.0	0.2	15.7	11.5	43.2	38.7	40.5	49.0	0.6	0.6
平谷区	0.0	0.0	7.6	8.1	39.2	45.8	50.4	44.8	2.8	1.3
密云区	0.0	0.1	11.7	15.0	48.1	49.6	39.7	34.8	0.5	0.5
延庆区	0.1	0.6	19.5	14.0	58.9	54.7	20.2	30.1	1.2	0.5

3. 聘任技术职务构成　2020年，北京市社区卫生服务中心卫生技术人员高级职称占比为6.7%，城六区（7.5%）高于远郊十区（5.9%）。高级职称所占比例最高的海淀区（12.7%）与最低的顺义区（4.0%）相差8.7个百分点。远郊十区待聘人员占比较高（表4-22）。

与2016年相比，卫生技术人员高级职称水平远郊十区提升（1.8%）较城六区（1.0%）明显，城六区中级职称水平提高较多（3.5%）。除石景山区、通州区外，其他区社区卫生服务中心卫生技术人员高级职称占比均有所提高（表4-22）。

表4-22 全市分区社区卫生服务中心卫生技术人员聘任技术职务构成（%）

地区	正高		副高		中级		师级		士级		待聘	
	2016年	2020年	2016年	2020年	2016年	2020年	2016年	2020年	2016年	2020年	2016年	2020年
全市	0.6	0.9	4.7	5.8	25.9	28.1	32.6	32.1	22.7	20.3	13.4	12.8
城六区	1.0	1.1	5.5	6.4	28.9	32.4	37.4	36.4	18.5	16.0	8.7	7.8
东城区	0.4	1.0	4.5	8.3	31.9	40.2	37.7	34.5	16.2	12.4	9.3	3.5
西城区	1.3	1.4	3.7	4.8	31.1	34.7	39.3	41.7	14.5	10.5	10.1	6.9
朝阳区	0.9	0.7	3.6	3.9	22.1	27.1	41.0	37.9	22.5	20.0	9.9	10.4
丰台区	0.7	1.0	3.6	5.7	27.9	28.7	38.8	38.6	19.4	16.4	9.6	9.7
石景山区	1.6	0.8	7.5	8.1	36.7	38.3	33.3	35.1	15.0	14.3	5.9	3.4
海淀区	1.1	2.0	10.7	10.7	35.8	37.7	30.6	30.3	16.2	14.2	5.7	5.1
远郊十区	0.3	0.7	3.8	5.2	22.8	23.9	27.7	28.0	27.0	24.5	18.3	17.7
门头沟区	0.0	0.5	4.6	4.3	34.5	35.3	30.4	28.9	20.2	18.4	10.2	12.5
房山区	0.1	0.5	2.0	5.5	25.5	28.7	31.6	30.8	24.2	19.0	16.6	15.6
通州区	0.5	0.8	4.7	4.2	17.8	19.2	26.8	27.2	23.0	24.7	27.2	24.1
顺义区	0.5	0.5	1.7	3.5	23.4	19.0	23.9	22.8	28.8	27.1	21.6	27.1
昌平区	0.5	0.5	2.4	4.1	22.0	23.3	28.1	28.9	29.6	28.0	17.3	14.9
大兴区	0.3	0.6	5.2	6.0	18.8	25.5	29.1	27.8	27.5	23.6	19.2	16.6
怀柔区	0.0	1.2	4.5	8.0	27.6	23.3	24.5	31.2	23.8	23.6	19.6	12.7
平谷区	0.1	1.1	6.7	8.3	27.2	27.6	25.7	25.3	32.7	28.2	7.6	9.4
密云区	0.0	0.2	4.1	5.3	19.9	19.5	24.0	27.8	35.6	30.5	16.3	16.8
延庆区	0.6	1.0	3.5	5.9	28.7	30.1	33.0	34.0	21.4	18.8	12.8	10.2

本章小结

❖ 2016—2020年，北京卫生健康人力分布继续呈现城区强郊区弱的态势，卫生健康人力资源仍集中在城六区，与2016年情况基本持平。2016年城六区卫生人员占比高于常住人口占比12.5个百分点，

2020年提高到19.6个百分点。从素质看，城六区卫生技术人员大学本科及以上学历水平和职称水平均高于远郊十区。城六区卫生技术人员大学本科及以上学历占比增加明显（增加5.5个百分点），大学本科及以上学历占比最高区与最低区差值由2016年的24.7个百分点扩大到2020年的32.0个百分点。

❖　2016—2020年，远郊区卫生健康人力资源素质不断提升。随着落实非首都功能疏解的战略部署，北京统筹调整医疗资源布局，引导中心城区医疗卫生机构以整体迁建、建设分院等方式向郊区、新城和医疗资源薄弱地区转移，卫生人员增速远郊十区（4.1%）高于城六区（3.7%）。远郊十区卫生技术人员大学本科及以上学历比例、高级职称比例有所增加，高级职称占比远郊十区（增加1.0个百分点）整体提高力度大于城六区（减少0.2个百分点）。

❖　2016—2020年，社区卫生队伍不断壮大且素质有所提高。社区卫生服务中心人员数由2016年的29753人增加到2020年的36059人。社区卫生服务中心卫生技术人员学历水平和职称水平城六区均高于远郊十区。与2016年相比，社区卫生服务中心卫生技术人员研究生学历占比提高了0.7个百分点，大专及以上学历占比最高区与最地区差值由2016年的38.2%缩小至2020年的30.3%；从职称构成看，远郊十区高级职称水平提高较为明显。

王　梅　谭　鹏

第5章
北京卫生健康人力资源配置

本章主要介绍北京卫生人力资源配置水平，描述了北京每千人口卫生人员数、每千人口卫生技术人员数、卫生技术人员密度、医务人员配置比例以及各项指标的地区差异等。

5.1 每千人口卫生人员

5.1.1 全市概况

每千人口卫生人员主要用来反映不同时期、不同地区卫生人力资源配置情况。本报告一律以常住人口数为分母。2016—2020年，北京每千人口卫生人员、每千人口卫生技术人员均呈逐年上升的趋势（图5-1）。每千人口卫生人员由2016年的13.78人提高到2020年的15.91人，每千人口卫生技术人员由2016年的10.75人提高到2020年的12.62人，每千人口执业（助理）医师由2016年的4.12人提高到2020年的4.92人，每千人口注册护士由2016年的4.51人提高到2020年的5.39人。

此外，2016—2020年，北京每万人口全科医生、每万人口专业公共卫生机构人员也是呈逐年上升的趋势（图5-2）。每万人口全科医生由2016年的3.93人提高到2020年的4.53人，每万人口专业公共卫生机构人员由2016年的7.04人提高到2020年的7.30人。

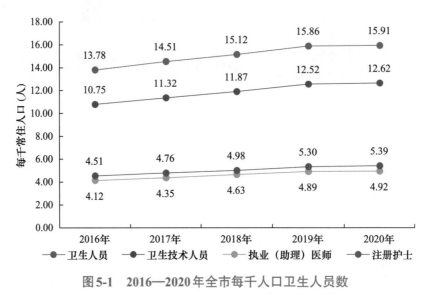

图5-1　2016—2020年全市每千人口卫生人员数

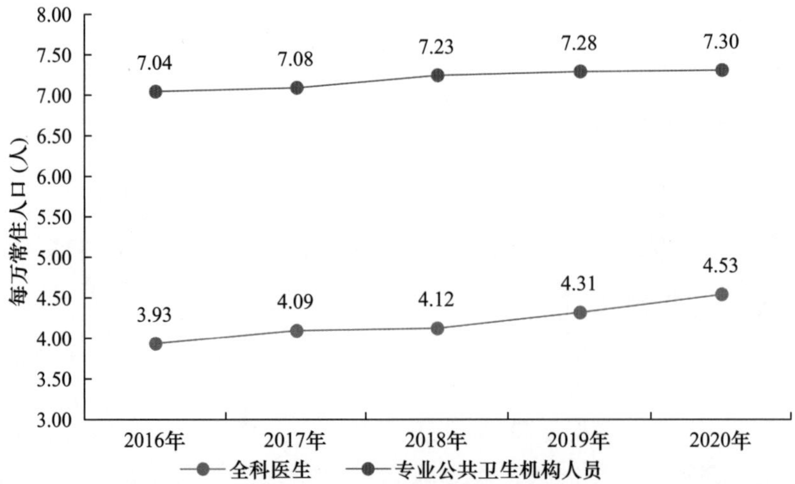

图5-2　2016—2020年全市每万人口全科医生及专业公共卫生机构人员数

5.1.2　地区分布

2016—2020年，北京各区卫生人力分布差异明显，城六区明显高于远郊十区，且城郊间差异不断增大（表5-1）。城六区2016年，每千人口卫生人员数为16.83人，是远郊十区的1.74倍，2020年每千人口卫生技术人员数达到 22.12 人，是远郊十区的 2.29 倍；2016 年，城六区每千人口卫生技术人员数为 13.19 人，是远郊十区的 1.77 倍，2020 年每千人口卫生技术人员数达到 17.65 人，是远郊十区的 2.34 倍；2016 年，城六区每千人口执业（助理）医师数为 5.01 人，是远郊十区的 1.72 倍，2020 年，每千人口执业（助理）医师数达到 6.81 人，是远郊十区的 2.25 倍；2016 年，城六区每千人口注册护士数为 5.65 人，是远郊十区的 1.89 倍，2020 年，每千人口注册护士数达到 7.73 人，是远郊十区的 2.54 倍。

表 5-1　2016—2020 年全市每千人口卫生人员地区分布（人）

项目	2016年	2017年	2018年	2019年	2020年	变化值（2020－2016）
每千人口卫生人员	13.78	14.51	15.12	15.86	15.91	2.13
城六区	16.83	18.31	19.48	21.30	22.12	5.29
远郊十区	9.67	9.73	9.98	9.92	9.64	−0.03
每千人口卫生技术人员	10.75	11.32	11.87	12.52	12.62	1.87
城六区	13.19	14.37	15.36	16.90	17.65	4.46
远郊十区	7.47	7.49	7.75	7.74	7.55	0.08
每千人口执业（助理）医师	4.12	4.35	4.63	4.89	4.92	0.81
城六区	5.01	5.49	5.97	6.54	6.81	1.81
远郊十区	2.91	2.91	3.05	3.09	3.02	0.10
每千人口注册护士	4.51	4.76	4.98	5.30	5.39	0.88
城六区	5.65	6.18	6.60	7.32	7.73	2.08
远郊十区	2.98	2.98	3.06	3.10	3.04	0.06
每万人口全科医生	3.93	4.09	4.12	4.31	4.53	0.60
城六区	3.82	3.91	3.97	4.25	4.48	0.65
远郊十区	4.07	4.31	4.29	4.37	4.59	0.52
每万人口专业公共卫生机构人员	7.04	7.08	7.23	7.28	7.30	0.26
城六区	6.96	7.25	7.77	8.00	8.50	1.54
远郊十区	7.14	6.87	6.60	6.49	6.09	−1.05

北京城六区每万人口全科医生数以及每万人口专业公共卫生机构人员数与远郊十区的差距不断降低，城六区每万人口全科医生数 2016 年是远郊十区的 0.94 倍，2020 年已经基本达到远郊十区的水平（0.98 倍）；城六区每万

人口专业公共卫生机构人员数2016年低于远郊十区的水平（0.97倍），2020年已经达到远郊十区的1.40倍。2016—2020年，北京卫生人力资源城郊差异有所扩大。

由于人口、卫生人员和卫生技术人员的增长速度不同，每千人口卫生人员数（图5-3）和每千人口卫生技术人员数（图5-4）的各区排序也在发生变化。

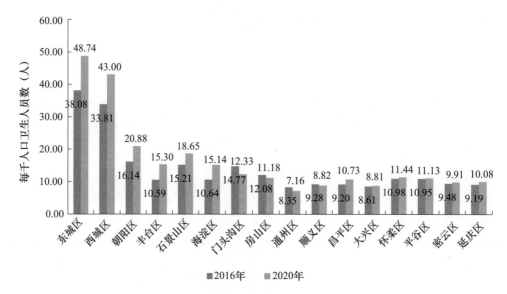

图5-3　2016年和2020年全市每千人口卫生人员地区分布

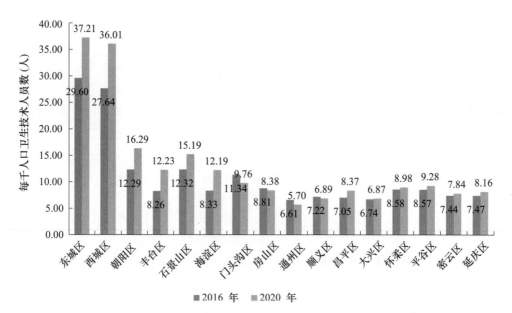

图5-4　2016年和2020年全市每千人口卫生技术人员地区分布

2016年每千人口卫生技术人员在10人以上的有5个区，2020年增加到6个区（东城、西城、朝阳、石景山、丰台和海淀），平谷、怀柔、房山、昌平、延庆、密云、顺义、大兴、通州等远郊地区一直处于10人以下水平（图5-4）。2016—2020年，门头沟、房山和通州每千人口卫生技术人员数、每千人口执业（助理）医师数及每千人口注册护士数均有所降低，顺义区每千人口卫生技术人员数及每千人口注册护士数有所降低，密云区每千人口注册护士数略有降低，除此之外，其他各区这三项指标均有不同程度增长（图5-5、图5-6）。

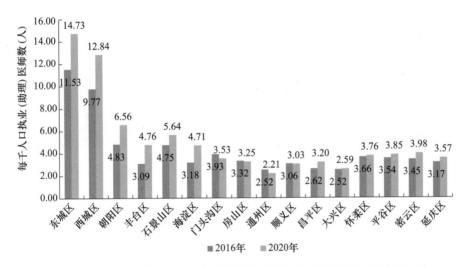

图5-5　2016年和2020年全市每千人口执业（助理）医师地区分布

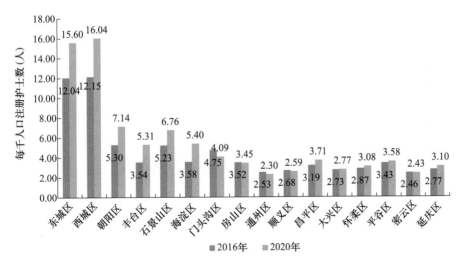

图5-6　2016年和2020年全市每千人口注册护士地区分布

2020年，每万人口全科医生数高于5人的有7个区（延庆、平谷、怀柔、东城、密云、西城和房山），其余区的每万人口全科医生数均在3人以上（图5-7）；每万人口专业公共卫生机构人员数高于7人的有10个区（西城、东城、平谷、怀柔、密云、门头沟、延庆、海淀、石景山和通州），其余区的每万人口专业公共卫生机构人员数均在3人以上（图5-8）。

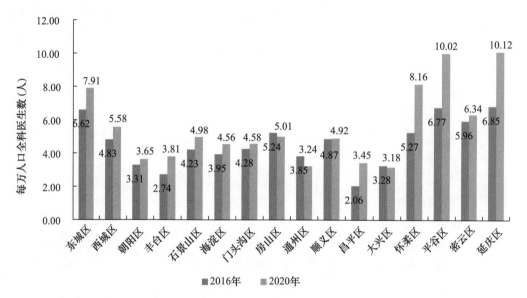

图5-7 2016年和2020年全市每万人口全科医生地区分布

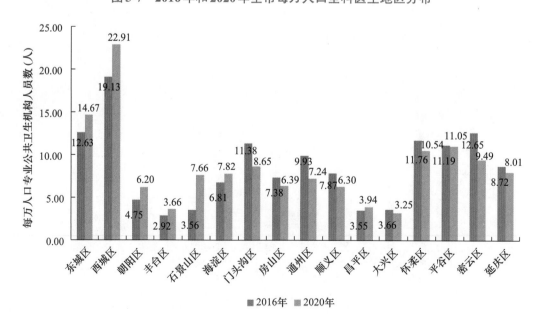

图5-8 2016年和2020年全市每万人口专业公共卫生机构人员地区分布

5.2　卫生人员密度

5.2.1　全市概况

2020年，全市卫生技术人员密度为16.84人/km^2，执业（助理）医师密度为6.57人/km^2，注册护士密度为7.19人/km^2。与2016年相比，全市卫生技术人员密度、执业（助理）医师密度、注册护士密度均有所增加（表5-2）。

5.2.2　地区分布

卫生技术人员密度的地区分布存在明显差异，城六区卫生技术人员密度、医师密度和护士密度均显著高于远郊十区。与2016年相比，2020年十六区卫生技术人员密度均有所增加，其中西城、丰台、朝阳和海淀区增量较高，西城区从2016年688.64人/km^{2}提高至2020年788.28人/km^2，丰台区从60.94人/km^{2}提高至80.77人/km^2，朝阳区从104.12人/km^{2}提高至123.60人/km^2，海淀区从69.50人/km^{2}提高至88.67人/km^2。此外，与2016年相比，2020年十六区执业（助理）医师密度、注册护士密度也均有不同程度增长（表5-2）。

2016年卫生技术人员密度在100人/km^{2}以上的有3个区，2020年增加到4个区（西城、东城、朝阳、石景山），顺义、房山、平谷、门头沟、怀柔、密云、延庆等远郊地区一直处于10人/km^{2}以下水平（表5-2）。

表 5-2　全市分区卫生技术人员密度

地区	面积（km²）	人口密度（万人/km²）		卫生技术人员密度（人/km²）		执业（助理）医师密度		注册护士密度	
		2016年	2020年	2016年	2020年	2016年	2020年	2016年	2020年
全市	**16410.54**	**0.13**	**0.13**	**14.24**	**16.84**	**5.45**	**6.57**	**5.97**	**7.19**
城六区	**1368.32**	**0.91**	**0.80**	**120.26**	**141.77**	**45.65**	**54.72**	**51.49**	**62.05**
东城区	41.86	2.10	1.69	620.78	630.27	241.83	249.55	252.63	264.17
西城区	50.53	2.49	2.19	688.64	788.28	243.48	281.12	302.71	351.08
朝阳区	455.08	0.85	0.76	104.12	123.60	40.89	49.77	44.87	54.14
丰台区	305.80	0.74	0.66	60.94	80.77	22.81	31.46	26.12	35.06
石景山区	84.32	0.75	0.67	92.66	102.34	35.69	38.02	39.31	45.51
海淀区	430.73	0.83	0.73	69.50	88.67	26.56	34.24	29.85	39.25
远郊十区	**15042.22**	**0.06**	**0.07**	**4.60**	**5.47**	**1.79**	**2.19**	**1.83**	**2.20**
门头沟区	1450.70	0.02	0.03	2.43	2.64	0.84	0.96	1.02	1.11
房山区	1989.54	0.06	0.07	4.85	5.53	1.83	2.15	1.94	2.28
通州区	906.28	0.16	0.20	10.41	11.57	3.96	4.48	3.98	4.68
顺义区	1019.89	0.11	0.13	7.61	8.95	3.23	3.93	2.83	3.36
昌平区	1343.54	0.15	0.17	10.55	14.13	3.92	5.40	4.78	6.27
大兴区	1036.32	0.16	0.19	11.02	13.22	4.12	4.97	4.47	5.33
怀柔区	2122.62	0.02	0.02	1.59	1.87	0.68	0.78	0.53	0.64
平谷区	950.13	0.05	0.05	3.94	4.46	1.63	1.85	1.58	1.72
密云区	2229.45	0.02	0.02	1.61	1.86	0.75	0.94	0.53	0.58
延庆区	1993.75	0.02	0.02	1.23	1.42	0.52	0.62	0.45	0.54

5.3　医务人员配置比例

医护比、医师与床位之比、护士与床位之比是反映卫生人力资源配置的三个重要指标。因各类医疗卫生机构的人员配置标准和服务需求存在差异，下面主要介绍医院和社区卫生服务中心的医务人员的实际配置比例情况。

5.3.1 医院

2016—2020年，全市医院医护比略有降低，由2016年的1∶1.32降至1∶1.31，医护比状况未有改善。三级医院医护比达到1∶1.40，医院等级越高，医护比状况越好。与全市整体情况相比，公立医院，尤其是政府办医院医护比状况相对较好（表5-3）。

2016—2020年，全市医院医师与床位之比以及护士与床位之比亦均有所下降。2016年，医院级别越低，医师和护士担负的床位数越多；2020年，仍是越低级别的医院护士担负的床位数越多，但是对于医师，二级医院的医师担负的床位数最多、三级医院次之、一级医院最少（表5-3）。

表5-3 全市各级医院医务人员配置比例

医院	医护比		医师与床位之比		护士与床位之比	
	2016年	2020年	2016年	2020年	2016年	2020年
全市医院	**1∶1.32**	**1∶1.31**	**1∶1.85**	**1∶1.73**	**1∶1.40**	**1∶1.33**
三级医院	1∶1.40	1∶1.40	1∶1.76	1∶1.66	1∶1.25	1∶1.19
二级医院	1∶1.35	1∶1.33	1∶1.94	1∶2.04	1∶1.44	1∶1.54
一级医院	1∶0.86	1∶0.81	1∶2.05	1∶1.56	1∶2.38	1∶1.92
公立医院	1∶1.34	1∶1.36	1∶1.79	1∶1.70	1∶1.34	1∶1.25
公立医院：政府办	1∶1.36	1∶1.38	1∶1.76	1∶1.66	1∶1.29	1∶1.21

2016—2020年，全市医院有8个区的医护比有所下降，依次为延庆、丰台、朝阳、平谷、西城、大兴、昌平、门头沟；医师与床位之比除远郊5个区为增加（通州、顺义、怀柔、平谷、密云），其余区均为下降；护士与床位之比除6个区有所增加（通州、顺义、怀柔、平谷、密云、延庆），其余区均为下降（表5-4）。

表5-4　全市分区医院医务人员配置比例

地区	医护比		医师与床位之比		护士与床位之比	
	2016年	2020年	2016年	2020年	2016年	2020年
全市	**1∶1.32**	**1∶1.31**	**1∶1.85**	**1∶1.73**	**1∶1.40**	**1∶1.33**
东城区	1∶1.17	1∶1.18	1∶1.39	1∶1.25	1∶1.19	1∶1.06
西城区	1∶1.46	1∶1.43	1∶1.66	1∶1.58	1∶1.14	1∶1.11
朝阳区	1∶1.30	1∶1.25	1∶1.72	1∶1.58	1∶1.32	1∶1.26
丰台区	1∶1.34	1∶1.29	1∶1.99	1∶1.80	1∶1.49	1∶1.40
石景山区	1∶1.28	1∶1.33	1∶2.06	1∶2.05	1∶1.61	1∶1.54
海淀区	1∶1.32	1∶1.33	1∶1.65	1∶1.41	1∶1.25	1∶1.06
门头沟区	1∶1.43	1∶1.42	1∶2.94	1∶2.83	1∶2.06	1∶1.99
房山区	1∶1.32	1∶1.37	1∶2.43	1∶2.21	1∶1.83	1∶1.61
通州区	1∶1.19	1∶1.26	1∶1.48	1∶1.68	1∶1.24	1∶1.34
顺义区	1∶1.21	1∶1.22	1∶1.79	1∶1.95	1∶1.47	1∶1.61
昌平区	1∶1.51	1∶1.48	1∶2.99	1∶2.73	1∶1.98	1∶1.84
大兴区	1∶1.35	1∶1.32	1∶2.56	1∶2.45	1∶1.89	1∶1.85
怀柔区	1∶1.00	1∶1.10	1∶1.73	1∶2.11	1∶1.72	1∶1.91
平谷区	1∶1.52	1∶1.48	1∶2.19	1∶2.23	1∶1.44	1∶1.51
密云区	1∶0.90	1∶0.91	1∶1.61	1∶1.63	1∶1.78	1∶1.79
延庆区	1∶1.34	1∶1.28	1∶1.67	1∶1.63	1∶1.25	1∶1.27

5.3.2　基层医疗卫生机构

农村基层卫生人力队伍建设是深化医药卫生体制改革的主要任务之一。统计数据显示，2016—2020年，全市农村基层卫生人力资源的配置得到加强，平均每个社区服务中心（站）人员数从2016年的16.42人增至2020年19.44人，除延庆区大幅下降外（从42.60人降至13.50人），其余各区均有不同程度增长；此外，全市平均每个村卫生室人员数也从1.34人增至1.36人，东城、西城、朝阳和石景山已经没有村卫生室和相应人员，除通州、昌平和密云平均每个村卫生室人员数略有增长、大兴和怀柔保持不变外，其余各区均有不同程度下降，考虑可能是因村卫生室转型为社区卫生服务中心（站）所致（表5-5）。

表5-5　全市分区社区服务中心（站）和村卫生室人员配置情况（人）

地区	平均每个社区服务中心（站）人员数		平均每个村卫生室人员数	
	2016年	2020年	2016年	2020年
全市	**16.42**	**19.44**	**1.34**	**1.36**
东城区	18.91	22.32	0.00	0.00
西城区	21.58	22.12	0.00	0.00
朝阳区	19.87	24.19	7.00	0.00
丰台区	20.16	26.83	2.18	0.94
石景山区	18.30	21.31	0.00	0.00
海淀区	21.06	22.05	1.83	1.33
门头沟区	16.59	17.49	1.20	1.07
房山区	8.50	10.60	1.55	1.42
通州区	22.03	35.81	1.66	1.85
顺义区	9.67	13.00	1.51	1.15
昌平区	12.26	13.88	1.17	1.39
大兴区	20.36	23.83	1.17	1.17
怀柔区	11.44	17.83	1.10	1.10
平谷区	7.03	8.25	1.21	1.07
密云区	27.29	33.64	1.19	1.50
延庆区	42.60	13.50	1.15	1.02

2016—2020年，全市社区卫生服务中心（站）医护比持续提升，由2016年的1∶0.68增至2020年的1∶0.73，医护比状况持续改善。全市三级医院医护比达到1∶1.40，医院等级越高医护比状况越好（表5-6）。

表5-6　全市社区服务中心（站）和村卫生室人员配置比例

比例	2016年	2017年	2018年	2019年	2020年
社区服务中心（站）					
医护比	1∶0.68	1∶0.69	1∶0.70	1∶0.72	1∶0.73
医师与床位之比	1∶0.36	1∶0.34	1∶0.35	1∶0.34	1∶0.35
护士与床位之比	1∶0.54	1∶0.49	1∶0.50	1∶0.47	1∶0.48

2016—2020年，全市社区卫生服务中心（站）医师与床位之比以及护士

与床位之比均有所下降。全市社区卫生服务中心（站）医师与床位之比由 2016年的1∶0.36降至2020年1∶0.35，护士与床位之比由2016年的1∶0.54 降至2020年的1∶0.48，医师和护士负担的床位数有所减少（表5-6）。

　　与2016年相比，2020年全市社区卫生服务中心（站）仅有4个区的医护比有所下降（门头沟区、平谷区、密云区、延庆区），其余区均为增加；医师与床位之比有5个区为增加（朝阳区、丰台区、海淀区、顺义区、密云区），西城区和石景山区保持不变，其余区均为下降；护士与床位之比有4个区有所增加（朝阳、丰台、顺义、密云），海淀区不变，其余区均为下降（表5-7）。

表5-7　全市分区社区卫生服务中心医务人员配置比例

地区	医护比		医师与床位之比		护士与床位之比	
	2016年	2020年	2016年	2020年	2016年	2020年
全市	**1∶0.68**	**1∶0.73**	**1∶0.36**	**1∶0.35**	**1∶0.54**	**1∶0.48**
东城区	1∶0.87	1∶0.91	1∶0.06	1∶0.05	1∶0.07	1∶0.06
西城区	1∶0.75	1∶0.81	1∶0.03	1∶0.03	1∶0.04	1∶0.03
朝阳区	1∶0.70	1∶0.72	1∶0.33	1∶0.37	1∶0.47	1∶0.52
丰台区	1∶0.71	1∶0.72	1∶0.07	1∶0.13	1∶0.10	1∶0.19
石景山区	1∶0.75	1∶0.88	1∶0.15	1∶0.15	1∶0.20	1∶0.17
海淀区	1∶0.71	1∶0.75	1∶0.11	1∶0.12	1∶0.15	1∶0.15
门头沟区	1∶0.82	1∶0.80	1∶1.84	1∶1.76	1∶2.25	1∶2.21
房山区	1∶0.52	1∶0.63	1∶0.85	1∶0.77	1∶1.65	1∶1.22
通州区	1∶0.65	1∶0.82	1∶0.66	1∶0.41	1∶1.02	1∶0.50
顺义区	1∶0.55	1∶0.69	1∶0.55	1∶0.76	1∶1.01	1∶1.11
昌平区	1∶0.84	1∶0.89	1∶0.29	1∶0.13	1∶0.34	1∶0.14
大兴区	1∶0.82	1∶0.93	1∶0.67	1∶0.57	1∶0.82	1∶0.62
怀柔区	1∶0.50	1∶0.55	1∶0.47	1∶0.44	1∶0.94	1∶0.80
平谷区	1∶0.34	1∶0.30	1∶0.41	1∶0.32	1∶1.20	1∶1.07
密云区	1∶0.59	1∶0.53	1∶0.29	1∶0.31	1∶0.49	1∶0.58
延庆区	1∶0.48	1∶0.47	1∶0.51	1∶0.43	1∶1.06	1∶0.91

本章小结

❖　2016—2020年，北京每千人口卫生人员由2016年的13.78人提高到2020年的15.91人，每千人口卫生技术人员由2016年的10.75人提高到2020年的12.62人，每千人口执业（助理）医师由2016年的4.12人提高到2020年的4.92人，每千人口注册护士由2016年的4.51人提高到2020年的5.39人，每万人口全科医生由2016年的3.93人提高到2020年的4.53人，每万人口专业公共卫生机构人员由2016年的7.04人提高到2020年的7.30人。北京卫生人员总量增长速度（年均增长3.85%）明显快于人口增长速度（年均增长0.19%）。

❖　2016—2020年，北京卫生健康人力各区分布差异明显，城六区明显高于远郊十区，优质资源集中在城六区且城郊间差异不断增大。2016年，北京城六区每千人口卫生技术人员数是远郊十区的1.77倍，2020年扩大到2.34倍。但农村基层卫生人力资源的配置得到加强，全市平均每个社区服务中心（站）人员数从2016年的16.42人增至2020年19.44人，平均每个村卫生室人员数也从2016年的1.34人增至2020年的1.36人。

❖　2016—2020年，医务人员配置比例发生变化，全市医院医护比、医师与床位之比及护士与床位之比均有所下降。医护比由2016年的1∶1.32降至2020年的1∶1.31，医师与床位之比由2016年的1∶1.85降至2020年的1∶1.73，护士与床位之比由2016年的1∶1.40降至2020年的1∶1.33。医护比未得到进一步改善，但医师与护士负担的床位数均有所降低。执业（助理）医师（年均增长4.78%）和注册护士增长速度（年均增长4.74%）均快于床位增长速度（年均增长2.05%）。

高摘星　郑建鹏　赵凯平

第6章
北京卫生健康人力使用与流动

本章主要介绍北京卫生健康人力使用、卫生健康人力流动、医务人员工作环境等情况。卫生健康人力使用侧重描述人员编制、服务效率情况；卫生健康人力流动主要介绍卫生健康人力的流入与流出、医学生录用；医务人员工作环境重点介绍工作感受、工作强度、医患关系等。

6.1 卫生健康人力使用

6.1.1 人员编制

2020年底，政府办医院编制人数占在岗职工的72.3%，与2016年相比减少5.7个百分点；与2016年相比，二、三级医院编制人数占在岗人数的比例有所下降，一级医院编制人数占在岗人数的比例明显上升。

社区卫生服务中心编制人数占在岗职工的83.2%，与2016年相比社区卫生服务中心减少了9.5个百分点。疾病预防控制中心、卫生监督机构编制人数高于在岗职工，空编较多（表6-1）。

表6-1 政府办医疗卫生机构人员编制情况

机构	2016年			2020年		
	编制人数（人）	在岗职工（人）	编制人数占在岗（%）	编制人数（人）	在岗职工（人）	编制人数占在岗（%）
医院	113554	145594	78.0	117342	162234	72.3
三级医院	91179	116271	78.4	97777	135295	72.3

续表

机构	2016年			2020年		
	编制人数（人）	在岗职工（人）	编制人数占在岗（%）	编制人数（人）	在岗职工（人）	编制人数占在岗（%）
二级医院	21107	27594	76.5	18503	25862	71.6
一级医院	1268	1729	73.3	1062	1077	98.6
社区卫生服务中心	24165	26067	92.7	26071	31336	83.2
疾病预防控制中心	3590	3243	110.7	3728	3155	118.2
卫生监督机构	1387	1262	109.9	1375	1219	112.8

6.1.2　诊疗服务利用情况

2020年底，全市各级各类医疗卫生机构的诊疗人次总量为18217.0万人次，其中，三级医院诊疗人次占全市医疗机构的40.2%，二级医院占12.1%，一级医院为6.7%。三级医院、二级医院、一级医院的诊疗人次占比呈阶梯式下降。基层医疗卫生机构的诊疗人次为6954.3万人次，占全部医疗卫生机构总量的38.2%；社区卫生服务中心（站）的诊疗人次为5826.3亿次，占医疗卫生机构总量的32.0%。

与2016年比较，2016—2019年医疗卫生机构诊疗量呈现上升趋势，2020年受新冠肺炎疫情影响，各类医疗卫生机构诊疗量均有所下降（表6-2）。

表6-2　2016—2020年全市医疗卫生机构诊疗服务量（万人次）

机构	2016年	2017年	2018年	2019年	2020年
全市	22842.8	22408.4	23455.3	24751.0	18217.0
医院	15524.3	14600.9	14876.0	15530.9	10787.1
三级医院	10857.4	9977.4	10021.5	10636.0	7324.3
二级医院	3271.1	3136.1	3267.9	3280.0	2212.3
一级医院	1268.5	1365.4	1470.1	1546.8	1220.7
基层医疗卫生机构	6670.3	7165.1	7932.3	8538.0	6954.3
社区卫生服务中心（站）	4971.8	5458.2	6238.9	6829.5	5826.3

6.1.3 住院服务利用情况

2020年底，全市各级各类医疗卫生机构入院人数总量为253.8万人次，实际占用总床日数为2629.7万日。三级医院、二级医院、一级医院的入院人次、实际占用总床日数呈阶梯式下降，其中，三级医院入院人次占比最大，占全部医疗卫生机构的76.2%，实际占用总床日数占全部医疗卫生机构的66.8%。社区卫生服务中心（站）入院人次为1.3万次，实际占用总床日数为41.6万日。

与2016年比较，2016—2019年医疗卫生机构住院量逐年增加，2020年受新冠肺炎疫情影响，各类医疗卫生机构入院人数均有所下降（表6-3）。

表6-3　2016—2020年全市医疗卫生机构入院人数（万人次）

机构	2016年	2017年	2018年	2019年	2020年
全市	**311.8**	**328.2**	**353.5**	**383.1**	**253.8**
医院	297.6	314.3	339.6	369.1	243.9
三级医院	229.5	246.9	269.6	299.0	193.5
二级医院	51.4	51.5	52.9	53.5	38.2
一级医院	14.6	14.1	15.2	15.1	11.2
基层医疗卫生机构	2.5	2.5	2.8	2.5	1.3
社区卫生服务中心（站）	2.5	2.5	2.8	2.5	1.3

2020年底，全市医疗卫生机构平均住院日9.1日，医院平均住院日9.1日，社区卫生服务中心（站）30.8日。受新冠肺炎疫情影响，2020年各类医疗卫生机构平均住院日均有所上升，或因疫情期间对病人监测及观察隔离时间较长导致。2016—2019年，平均住院日总体呈下降趋势，2019年较2016年，全市医疗卫生机构平均住院日下降了1.0日，医院的平均住院日下降了1.1日，但社区卫生服务中心（站）上升了2.2日（表6-4）。

表 6-4　2016—2020 年全市医疗卫生机构平均住院（日）

机构	2016年	2017年	2018年	2019年	2020年
全市	**9.6**	**9.5**	**9.3**	**8.6**	**9.1**
医院	9.7	9.5	9.3	8.6	9.1
三级医院	9.1	8.9	8.8	8.1	8.6
二级医院	11.3	10.2	11.0	10.1	10.8
一级医院	12.6	13.5	12.6	11.9	13.2
基层医疗卫生机构	18.1	17.8	18.1	20.3	30.8
社区卫生服务中心（站）	18.1	17.8	18.1	20.3	30.8

6.1.4　医疗机构病床使用效率

2020 年底，全市医疗卫生机构的病床使用率为 59.5%，病床周转次数为 21.1 次。三级医院，尤其是三级甲等医院的病床使用率和病床周转次数均明显高于其他等级，一级医院的病床使用率较低，比三级医院低 18.0 个百分点；基层医疗卫生机构整体低于医院。总体来看，北京市三级公立医院的病床利用率较高（表 6-5）。

表 6-5　2016—2020 年全市各类医疗卫生机构病床使用率（%）

机构	2016年	2017年	2018年	2019年	2020年
全市	**79.9**	**80.5**	**81.6**	**80.8**	**59.5**
医院	82.0	82.5	83.6	82.6	60.8
三级医院	92.3	92.0	93.9	93.6	65.1
二级医院	76.7	77.5	75.4	70.8	57.9
一级医院	48.1	46.1	47.6	47.8	42.8
基层医疗卫生机构	31.0	31.9	34.4	34.2	24.6
社区卫生服务中心（站）	31.0	31.9	34.4	34.2	24.6

2016—2019 年，全市各级各类医疗卫生机构的病床使用率，除二级医院病床使用率有所下降（下降了 6.0 个百分点）外，总体保持平稳，变化不大。

6.1.5　医师日均担负情况

2020年，全市医疗机构的医师日均担负诊疗人次数为7.0，医院的医师日均担负诊疗人次数为6.3，基层医疗卫生机构为8.5。医院中，三级医院日均担负诊疗人次数最高为6.6，二级医院次之，一级医院最低。基层医疗卫生机构中，社区卫生服务中心为16.1。

2016—2019年总体趋势上看，医院中三级医院、二级医院的医师日均担负诊疗量呈下降趋势，2019年较2016年，医院总体下降1.4人次，三级医院下降1.8人次，二级医院下降0.9人次。一级医院基层医疗卫生机构的医师日均担负诊疗量呈上升趋势，一级医院提升0.8人次，社区卫生服务中心提升2.7人次（表6-6）。

表6-6　2016—2020年全市各类医疗卫生机构医师日均担负诊疗人次数（人次）

机构	2016年	2017年	2018年	2019年	2020年
全市	**10.8**	**10.0**	**9.9**	**9.8**	**7.0**
医院	10.7	9.6	9.3	9.3	6.3
三级医院	11.8	10.4	9.8	10.0	6.6
二级医院	10.0	9.4	9.4	9.1	6.1
一级医院	6.4	6.7	7.0	7.2	5.6
基层医疗卫生机构	10.9	11.1	11.2	11.0	8.5
社区卫生服务中心（站）	16.8	17.7	18.9	19.5	16.1

2020年底，全市医疗卫生机构医师日均担负住院床日数为0.7，医院医师日均担负住院床日数为1.0，社区卫生服务中心（站）为0.1。医院依然是住院诊疗的主体承载机构。按不同等级医院看，三级医院医师日均担负床日数最高，一级医院最低。

2016—2019年，医师日均担负住院床日数较为稳定，但一级医院略有下降趋势（表6-7）。

表 6-7　2016—2020 年全市各类医疗卫生机构医师日均担负住院床日数（日）

机构	2016年	2017年	2018年	2019年	2020年
全市	**1.1**	**1.0**	**1.0**	**1.0**	**0.7**
医院	1.5	1.5	1.5	1.4	1.0
三级医院	1.6	1.6	1.6	1.6	1.1
二级医院	1.5	1.5	1.5	1.3	1.1
一级医院	0.9	0.8	0.8	0.7	0.6
基层医疗卫生机构	0.1	0.0	0.1	0.0	0.0
社区卫生服务中心（站）	0.1	0.1	0.1	0.1	0.1

6.2　卫生健康人力流动

6.2.1　流入与流出

6.2.1.1　流入来源与流向构成

卫生健康人力的流动分为流入与流出两个方面，既包括卫生系统外的流入与流出，也包括卫生系统各医疗卫生机构之间的流动。卫生系统外的流入与流出导致本市卫生人员数量的增减。

从流入人员的来源构成来看，医疗卫生机构流入人员主要来源于高、中等院校毕业生（占 54.9%），另有 11.5% 由其他医疗卫生机构调入，由非医疗卫生机构调入占 1.6%。流入卫生技术人员 58.5% 来自高、中等院校毕业生，管理人员主要来自高、中等院校毕业生（占 45.8%）和其他（占 36.7%）。

从流出人员流向构成分析，依次是辞职（辞退）占 22.0%、退休占 20.3%、调往其他医疗卫生机构占 10.9%。三类人员中，卫生技术人员辞职（辞退）的比例最高（占 23.4%），管理人员退休所占比例最高（占 34.0%）。

6.2.1.2 流动人员的年龄、学历构成

流入人员年龄构成看，卫生技术人员、注册护士以25～34岁比例最高（分别为35.2%、44.8%），执业（助理）医师、管理人员以35～44岁比例最高（分别为33.5%、31.4%）。流入执业（助理）医师本科及以上学历占68.9%，注册护士大专学历占50.0%。从流出人员的年龄构成看，卫生技术人员、注册护士以25～34岁比例为主（分别为28.9%、45.0%）；执业（助理）医师、管理人员以60岁及以上比例最高（分别为39.5%、38.0%）。流出执业（助理）医师本科及以上学历占52.8%，注册护士大中专学历占89.3%。整体来看，卫生健康人力的流动使得卫生健康人力结构向高学历和年轻化的方向发展（表6-8）。

表6-8　2020年全市流动卫生健康人力年龄、学历构成（%）

项目	流入人员				流出人员			
	卫生技术人员	执业（助理）医师	注册护士	管理人员	卫生技术人员	执业（助理）医师	注册护士	管理人员
全市	100.0	100.0	100.0	100.0	100.0	100.0	100.0	100.0
按年龄分								
25岁以下	9.1	0.8	15.5	2.9	3.4	0.3	6.0	1.3
25～34岁	35.2	20.9	44.8	24.8	28.9	8.2	45.0	14.8
35～44岁	27.7	33.5	23.5	31.4	26.1	28.1	24.8	20.7
45～54岁	17.3	24.5	12.8	23.4	10.0	17.6	5.0	13.2
55～59岁	4.2	6.7	2.1	9.5	6.7	6.4	6.9	12.0
60岁及以上	6.4	13.6	1.3	7.9	25.0	39.5	12.2	38.0
按学历分								
研究生	15.4	32.3	0.6	15.2	7.0	14.0	0.2	7.4
大学本科	28.5	36.6	20.5	41.5	22.6	38.6	9.7	33.6
大专	36.5	21.6	50.0	27.6	39.8	31.4	49.3	34.9
中专	19.0	8.8	28.5	10.4	29.0	14.8	40.0	14.5
高中及以下	0.6	0.6	0.4	5.4	1.7	1.2	0.9	9.7

6.2.1.3　流入人员机构分布

流入卫生技术人员中，医院占69.3%，基层医疗卫生机构占24.9%（其中社区卫生服务中心（站）占12.1%），专业公共卫生机构占4.6%。63.9%的执业（助理）医师流入医院，31.2%执业（助理）医师流入基层医疗卫生机构；76.3%的注册护士流入医院，20.3%的注册护士流入基层医疗卫生机构（表6-9）。

表6-9　2020年全市卫生人员流入的机构构成（%）

机构	卫生技术人员	执业（助理）医师	注册护士	管理人员
全市	**100.0**	**100.0**	**100.0**	**100.0**
医院	69.3	63.9	76.3	68.4
基层医疗卫生机构	24.9	31.2	20.3	22.4
社区卫生服务中心（站）	12.1	13.6	9.0	7.9
专业公共卫生机构	4.6	4.4	3.2	3.7
疾病预防控制中心	1.1	1.3	0.1	1.0
卫生监督机构	0.4	0.0	0.0	0.1
其他机构	1.2	0.6	0.2	5.5

从流入各类医疗卫生机构卫生技术人员的学历构成看，医院以大专和大学本科为主，疾病预防控制中心则以大学本科和研究生为主，社区卫生服务中心主要是大专和中专学历为主，卫生监督机构以大学本科为主（表6-10）。

表6-10　2020年全市流入卫生技术人员学历构成（%）

学历	医院	社区卫生服务中心	疾病预防控制中心	卫生监督机构
全市	**100.0**	**100.0**	**100.0**	**100.0**
研究生	18.8	4.7	34.4	13.5
大学本科	30.0	23.2	42.8	54.6
大专	35.3	39.3	15.9	19.2
中专	15.5	32.1	6.5	11.2
高中及以下	0.4	0.7	0.4	1.5

6.2.1.4 卫生健康人员流入地区分布

卫生技术人员主要流向城六区（占70.2%），执业（助理）医师、注册护士、管理人员的情况与卫生技术人员的情况相同（表6-11）。

表6-11　2020年卫生技术人员流入地区分布（%）

地区	卫生技术人员	执业（助理）医师	注册护士	管理人员
全市	**100.0**	**100.0**	**100.0**	**100.0**
城六区	70.2	69.5	71.9	72.2
远郊十区	29.8	30.5	28.1	27.8

6.2.2　医学生录用

医疗卫生机构录用人才主要分两类：一类是人员补充，主要从应届毕业生中招聘；另一类是人才引进，主要为有工作经验或专长的高素质专业人才，主要从现有医务人员中招聘。

2020年医疗卫生机构录用毕业生学历构成中，大专学历所占比例最高（35.1%），大学本科学历次之（28.1%），大专及以上学历占到了77.1%。2020年录用的卫生技术人员中，也是大专和大学本科为主，而在管理人员中，大学本科学历所占比例最高（41.5%），大专学历次之（27.6%）（表6-12）。

表6-12　2020年医疗卫生机构录用高中等院校毕业生学历构成（%）

人员	研究生	大学本科	大专	中专	高中及以下
卫生人员	**13.9**	**28.1**	**35.1**	**18.2**	**4.7**
卫生技术人员	15.4	28.5	36.5	19.0	0.6
其他技术人员	11.3	36.1	33.6	12.4	6.6
管理人员	15.2	41.5	27.6	10.4	5.4

各类医疗卫生机构录用的医学生中，医院本科及以上占43.9%，大专占36.5%；疾病预防控制中心本科及以上学历占77.2%，卫生监督机构本科及

以上学历占68.1%；社区卫生服务中心（站）录用医学生以大专、中专学历为主（表6-13）。

表6-13 2020年各类医疗卫生机构录用医学生构成（%）

机构	研究生	大学本科	大专	中专	高中及以下
医疗卫生机构	**15.4**	**28.5**	**36.5**	**19.0**	**0.6**
医院	18.8	30.0	35.3	15.5	0.4
社区卫生服务中心（站）	4.7	23.2	39.3	32.1	0.7
疾病预防控制中心	34.4	42.8	15.9	6.5	0.4
卫生监督机构	13.5	54.6	19.2	11.2	1.5
其他机构	7.9	24.2	41.1	25.3	1.5

6.3 医务人员工作环境

2018年全国第六次卫生服务调查对医务人员的工作环境进行了问卷调查，在北京范围内抽取了4208名医务人员，医疗机构涉及医院（三级综合医院、二级综合医院）以及基层医疗卫生机构（社区卫生服务中心），调查对象包括临床医师、护理人员以及公共卫生人员。本部分对医务人员的工作感受、工作强度和工作环境进行了描述和分析。

6.3.1 工作感受

工作投入是充满着持续的、积极的情绪与动机的完满状态，是一种积极的、满足的工作状态，以活力、奉献、专注为特征。被调查人员中，77.3%的医务人员处在高工作投入的状态，仅有1.4%的医务人员工作投入程度较低。从不同类型医疗卫生机构看，三级医院医务人员投入程度高于另两类医疗机构，其中市属三级医院医务人员工作投入程度高的比例最高，社区卫生服务中心最低（表6-14）。

表6-14　2018年医务人员工作投入情况（%）

工作投入	全市	三级医院	中央属	市属	区属	其他	二级医院	社区卫生服务中心
低	1.4	1.3	0.3	1.7	2.3	0.7	2.0	0.7
一般	21.3	18.5	20.4	16.6	18.4	18.7	21.1	25.6
高	77.3	80.1	79.3	81.7	79.3	80.7	76.9	73.7

工作意义是医务人员对所从事工作对个人价值实现以及对他人及社会的影响的判断。64.5%的被调查医务人员认为从事的工作意义较大，32.8%认为一般，仅有2.7%认为工作意义较小。从不同类型医疗卫生机构看，三级医院医务人员认为从事的工作意义的比例高于另两类医疗机构，其中，其他三级医院的医务人员认为工作意义大的比例最高，社区卫生服务中心最低（表6-15）。

表6-15　2018年医务人员工作意义情况（%）

工作意义	全市	三级医院	中央属	市属	区属	其他	二级医院	社区卫生服务中心
低	2.7	3.0	3.3	1.9	3.8	2.7	2.4	2.6
一般	32.8	30.6	31.7	30.2	30.7	29.3	32.0	37.7
高	64.5	66.4	65.0	67.9	65.6	68.0	65.6	59.7

工作满意度是指来自于员工个人对其工作或工作经历评价后所感受到的一种愉悦的或积极的情感状态。当某人有较高的工作满意度时，这意味着他对工作有较高的评价和积极的情感。46.4%的被调查医务人员满意度较高，13.0%自感满意度较低。从不同类型医疗卫生机构看，二级医院医务人员工作满意度高的比例高于其他类型医院，三级医院中的其他三级医院医务人员工作满意度最低（表6-16）。

表6-16 2018年医务人员工作满意度情况（%）

工作满意度	全市	三级医院	中央属	市属	区属	其他	二级医院	社区卫生服务中心
低	13.0	15.0	14.8	15.5	13.2	17.7	12.1	11.5
一般	40.6	42.0	39.3	43.2	40.2	47.2	38.9	41.0
高	46.4	42.9	45.9	41.3	46.7	35.1	48.9	47.5

6.3.2 工作强度

工作强度包括工作时间、夜班情况。2018年被调查医务人员平均每周工作时间为47.0小时，医院医务人员平均每周工作时间超过48小时，社区卫生服务中心医务人员工作时间相对较少，也达到43.9小时，超过国家法定劳动时间。

平均每名医务人员每月值3.7次夜班，不同类型医疗卫生机中，三级医院医务人员工作强度普遍较高，其中，其他三级医院医务人员每月夜班次数最多，平均每月5.0次，其次是市属三级医院的4.5次，社区卫生服务中心医务人员最低，为2.5次（表6-17）。

表6-17 2018年医务人员工作强度

工作强度	全市	三级医院	中央属	市属	区属	其他	二级医院	社区卫生服务中心
平均每周工作时间（小时）	47.0	50.5	50.6	51.0	49.5	5.1	45.5	43.9
每月值夜班次数（次）	3.7	4.4	3.9	4.5	4.1	5.0	3.8	2.5

从医务人员的判断分析，45.1%的被调查医务人员认为工作压力大，认为工作压力小的比例为11.4%。不同医疗卫生机构中，三级医院工作压力大的比例最高，为52.8%，其中市属三级医院认为工作压力大的比例高于其他类别，达到58.4%，二级医院相对较低（表6-18）。

表6-18　2018年医务人员工作压力（%）

工作压力	全市	三级医院	中央属	市属	区属	其他	二级医院	社区卫生服务中心
高	45.1	52.8	49.2	58.4	51.0	53.5	39.1	43.2
中	43.6	38.4	40.8	32.1	40.6	39.5	47.1	45.6
低	11.4	8.8	9.9	9.4	8.4	7.0	13.8	11.2

88.5%的被调查医务人员认为近五年来工作量增大，认为工作量变小的比例仅有4.4%。不同医疗卫生机构中，社区卫生服务中心医务人员认为工作量增大的比例最高，达到93.7%，二级医院相对较低（表6-19）。

表6-19　2018年医务人员工作量变化情况（%）

工作量	全市	三级医院	中央属	市属	区属	其他	二级医院	社区卫生服务中心
增加	88.5	91.5	91.6	89.5	91.8	93.0	82.7	93.7
没有变化	7.0	6.0	5.6	7.2	6.3	4.3	9.6	4.4
减少	4.4	2.5	2.8	3.3	1.7	2.7	7.8	1.8

6.3.3　医患关系

2018年，66.4%的被调查医务人员认为患者的尊重程度高，5.8%的被调查医务人员认为患者尊重程度低。从不同类型医疗卫生机构看，三级医院医务人员认为患者的尊重程度高的比例总体低于其他两类医疗机构，但其中中央属三级医疗机构患者尊重程度高的比例较高，其次是社区卫生服务中心；市属三级医院医务人员自感患者尊重程度最差，近8.9%的人认为患者对其尊重程度较低（表6-20）。

表6-20　2018年医务人员自感患者尊重情况（%）

自感患者尊重	全市	三级医院	中央属	市属	区属	其他	二级医院	社区卫生服务中心
高	66.4	64.9	67.9	65.9	61.3	65.7	67.0	67.5
一般	27.8	29.7	28.0	25.2	34.5	29.7	26.9	26.5
低	5.8	5.4	4.1	8.9	4.4	4.7	6.1	6.0

2018年，59.3%的被调查医务人员认为患者的信任程度高，5.3%的人认为患者信任程度低。从不同类型医疗卫生机构看，三级医院医务人员认为患者的信任程度高的比例总体低于其他两类医疗机构，其他三级医疗机构患者信任程度高的比例较高，其次是社区卫生服务中心；市属三级医院医务人员自感患者信任程度最差，近7.8%的人认为患者对其信任程度较低（表6-21）。

表6-21　2018年医务人员自感患者信任情况（%）

自感患者信任	全市	三级医院	中央属	市属	区属	其他	二级医院	社区卫生服务中心
高	59.3	57.6	61.1	55.7	53.3	62.0	59.7	61.3
一般	35.4	36.7	34.9	36.6	40.0	34.3	34.7	34.4
低	5.3	5.7	4.1	7.8	6.7	3.7	5.6	4.2

2018年26.9%的被调查医务人员认为医患关系现状好，43.6%的医务人员认为医患关系现状一般，29.4%认为医患关系很差。不同类型医疗卫生机构中，社区卫生服务中心医务人员对医患关系的判断相对较好，医院等级越高对认为医患关系现状越差，其他三级医院医务人员中42.0%认为医患关系差（表6-22）。

表6-22　2018年医务人员自感医患关系现状情况（%）

自感医患关系	全市	三级医院	中央属	市属	区属	其他	二级医院	社区卫生服务中心
好	26.9	21.5	20.9	25.8	21.1	18.0	27.6	33.9
一般	43.6	43.4	49.1	41.3	42.5	40.0	44.7	42.3
差	29.4	35.1	30.0	33.0	36.4	42.0	27.7	23.8

2018年调查发现，前半年内仅20.5%的被调查医务人员未曾发生过任何形式的医患冲突。发生医患冲突中最常见的为遭受患者带有负面情绪的沟通交流。有75.1%的被调查医务人员曾受到过患者带有负面情绪的沟通交流，二级医院医务人员遭受患者带有负面情绪的沟通交流的比例相对较低，三级

医院尤其是其他三级医院较高，81.7%的其他三级医院医务人员曾受到过患者带有负面情绪的沟通交流（表6-23）。

表6-23　2018年医务人员半年内医患冲突情况（%）

医患冲突	全市	三级医院	中央属	市属	区属	其他	二级医院	社区卫生服务中心
带有负面情绪的沟通交流	75.1	78.3	74.3	75.6	81.4	81.7	71.9	75.7
未曾发生任何形式医患冲突	20.5	16.6	20.1	17.5	15.2	13.0	23.7	21.2

本章小结

❖　受新冠肺炎疫情影响，2020年医疗服务利用、服务效率与正常年份偏离较大，本章主要依据2016—2019年数据的变化趋势，来反映这一期间本市卫生健康人力使用的发展情况。其发展趋势主要有：①医疗服务利用增加。2016—2019年医疗卫生机构总诊疗人次数及入院人数均逐年增加，门急诊总量增长8.4%，住院总量增长22.9%。②医师工作负荷略有下降。与2016年相比，2019年全市医疗卫生机构医师日均担负诊疗减少0.8人次、住院减少0.07床日；医院医师日均担负诊疗减少1.31人次、住院减少0.06床日。③部分专业公共卫生机构空编现象加剧，实有职工减少。其中，疾病预防控制中心在岗职工下降15.4%，卫生监督所在岗职工下降11.3%。

❖　卫生健康人力流动呈现以下特点：整体上看，人力流动使得卫生健康人力结构向高学历、高年资和城区发展。2020年流入医师本科及以上学历占68.9%，护士大专学历及以上学历占71.1%；35～44岁医师占33.5%，25～34岁护士占44.8%；卫生技术人员流向城区占70.2%。

❖　医务人员的工作环境应当得到重视。主要原因如下：2018年全国第六次卫生服务调查结果显示，医务人员工作环境欠佳。一是自感工作投入高，工作压力增大。77.3%的人认为工作投入高；88.8%的人认为五年来工作压力增大。二是工作强度大，平均每周工作时间为47.0小时，平均每月要值3.7个夜班。三是自感执业环境较差，防范心理较重。仅有26.9%的人对当前的医患关系感到满意，29.4%的人自感医患关系很差。仅20.5%的医务人员未曾发生医患冲突。

谭　鹏　王　梅

第7章
北京"十三五"期间卫生健康人力发展的主要成效

7.1 卫生健康人力资源数量持续增长

7.1.1 卫生人员总量持续增长

"十三五"期间，全市卫生人员总量持续增加。截至2020年底，卫生人力总量达34.8万人，较2016年增加4.9万人（年均增加1.2万人），年均增长率3.8%。其中卫生技术人员27.6万人，较2016年增长4.3万人，年均增长率4.3%；其他技术人员1.8万人，较2016年增长1620人，年均增长率2.4%；管理人员2.2万人，较2016年增长4218人，年均增长率5.5%；工勤技能人员2.9万人，较2016年增长1104人，年均增长率1.0%。乡村医生和卫生员总量和占比均有所下降，其他各类人才队伍规模均随医疗卫生事业发展持续增长。

7.1.2 执业（助理）医师、注册护士和技师（士）持续增长

截至2020年，卫生技术人员27.6万人，较2016年增长4.3万人，其中注册护士增加2.0万人，占46.8%；执业（助理）医师增加1.8万人，占43.1%。全市2020年卫生技术人员密度每平方千米由14.24人增至16.84人，执业（助理）医师由每平方千米5.45人增至6.57人，注册护士由每平方千米5.97人增至7.19

人，与2016年相比，全市卫生技术人员密度、执业（助理）医师密度、注册护士密度均有所增加。

"十三五"期间，执业（助理）医师、注册护士和技师（士）年均增长率分别为4.8%、4.7%和4.1%，其中执业（助理）医师和注册护士增速基本相当。

7.1.3　基层医疗卫生机构卫生健康人才快速增长

"十三五"期间，基层医疗卫生机构卫生人员由2016年65215人增至2020年86456人，年均增长率为7.3%，占全市卫生人员的比重由21.8%增加到24.8%，且增速快于医院（2.7%）。

7.1.4　全科医生和专业公共卫生机构人员增加

2020年底，全科医生数达9924人，与2016年相比增长16.2%。其中注册为全科医学专业的人数增加2132人，增长47.4%。每万人口全科医生由2016年的3.93人提高到2020年的4.53人，且高于"十三五"卫生与健康规划每万人口全科医生2人的要求。

每万人口专业公共卫生机构人员由2016年的7.04人提高到2020年的7.30人，高于全国水平（每万人口专业公共卫生机构人员6.56人）。

7.1.5　紧缺专业人员有所增加

"十三五"期间，妇产、儿科、康复、精神等专业人员有所增加。其中，全市妇产科执业（助理）医师人数增加323人，儿科增加586人，康复医学科增加171人，精神科增加195人。2020年，全市每万人口儿科执业（助理）医师数为

1.83人，高于全国同期水平（1.00人）；每万人口康复医学科执业（助理）医师数为0.70人，高于全国同期的0.36人；每万人口精神科执业（助理）医师数为0.59人，全国同期为0.33人。

7.2 卫生健康人才专业素质水平显著提升

7.2.1 卫生健康人才配备专业化不断提升

2020年底，全市卫生人员中卫生技术人员占79.3%，较2016年提高1.3个百分点。其中，医院卫生人员中的卫生技术人员占比由2016年78.9%提升至80.5%，医院卫生技术人员占据主导地位。

7.2.2 基层医疗卫生机构专业人才配备有所优化

基层医疗卫生机构的卫生技术人员在全市卫生技术人员中的占比由21.8%提高至2020年24.9%，基层医疗卫生机构卫生人员中卫生技术人员占比也由78.1%提升至79.7%，基层医疗卫生人才专业化程度提升明显，其中门诊部和诊所、卫生所（室）的卫生技术人员占比均有所提升分别由23.7%增至24.8%和由22.0%增至25.5%。

7.2.3 卫生技术人员学历层次持续提升

"十三五"期间，卫生技术人员的本科及以上学历所占比例由2016年40.6%提高至2020年44.8%。其中注册护士本科及以上学历所占比例提高最多，由14.5%提高到21.6%，提高7.1个百分点；其次为技师（士），其本科及以上所占比例提高6.3个百分点，由2016年33.7%提高至2020年40.0%；药师（士）本科及以上比例由2016年30.6%提高至34.9%，提高4.3个百分点。执业（助理）医师研究生比例由2016年28.6%提高至2020年34.1%。

7.3　卫生健康人力配置公平性逐步改善

7.3.1　每千人口卫生技术人员持续增加

"十三五"期间，全市每千人口卫生人员、每千人口卫生技术人员均呈逐年上升的趋势，且均高于国家平均水平。全市每千人口卫生人员由2016年13.8人增至2020年15.9人，每千人口卫生技术人员由2016年的10.8人增至2020年的12.6人（全国每千人口卫生技术人员为7.6人，全国每千人口城市卫生技术人员为11.5人），每千人口执业（助理）医师由4.1人增至4.9人〔全国每千人拥有执业（助理）医师数为2.9人，全国每千人拥有城市执业（助理）医师数为4.3人〕远高于"十三五"卫生与健康规划的每千人口执业（助理）医师2.5人的要求，每千人口注册护士由4.5人增至5.4人（全国每千人拥有注册护士数为3.3人，全国每千人拥有城市注册护士数为5.4人）高于"十三五"规划每千人口注册护士3.14人的要求。

7.3.2　基层卫生人力配置有所改善

"十三五"期间，全市平均每个社区服务中心（站）卫生人员数从2016年的16.42人增至2020年19.44人，除延庆区大幅下降外（从42.60人降至13.50人），其余各区均有不同程度增长；此外，全市平均每个村卫生室人员数也从1.34人增至1.36人。

7.3.3 远郊十区与城六区卫生健康人力配置差距有所缩小

远郊十区卫生人员增速高于城六区。随着非首都功能疏解有序推进，统筹调整全市医疗资源布局，引导中心城区医疗卫生机构以整体迁建、建设分院等方式向郊区、新城和医疗资源薄弱地区转移，从而使得远郊区卫生人才队伍不断加强。"十三五"期间，远郊十区卫生人员、卫生技术人员、执业（助理）医师增速均高于城六区，其中，执业（助理）医师增速最快，远郊十区为5.1%，比城六区的4.5%高0.6个百分点。

远郊十区基层卫生人才队伍不断增强。"十三五"期间，远郊十区社区卫生服务中心卫生人员、卫生技术人员、执业（助理）医师、注册护士增长速度均高于城六区。基层卫生人力学历水平显著提高，社区卫生服务中心卫生技术人员大专及以上学历占比区域间差异由2016年14.8%缩小至2020年的17.3%，缩小了7.9个百分点。

全市远郊十区高级职称占比有所提高。"十三五"期间，远郊十区卫生技术人员高级职称占比由6.8%增至7.8%，整体提高力度大于城六区。

7.3.4 资源配置结构得到调整

医院医师、护士负担床位数有所下降。"十三五"期间全市医院医师与床位之比由2016年的1∶1.85降至2020年的1∶1.73，护士与床位之比由2016年的1∶1.40降至2020年的1∶1.33。其中，公立医院医师与床位之比由2016年的1∶1.79降至2020年1∶1.70，护士与床位之比由2016年的1∶1.34降至2020年的1∶1.25。配置比例变化与全市执业（助理）医师（年均增长4.78%）和注册护士增长速度（年均增长4.74%）均快于床位增长速度（年均增长2.05%）有关。三级医院医护比较为稳定，为1∶1.40，社区卫生服务中心（站）医护比持续提升，由2016年的1∶0.68增至2020年的1∶0.73，基层医疗卫生机构医护比状况有所改善。

7.4 卫生健康人力服务能力持续提升

2019年底，全市各类医疗机构的总诊疗人次达到2.5亿人次，入院人次383.1万人次，年均增长率分别为2.7%和7.1%。其中，基层医疗卫生机构总诊疗人次增速较快，年均增长率为8.6%；基层医疗卫生机构中社区卫生服务中心和门诊部的增长较快，年均增长率分别为6.7%和10.7%。医院的入院人数增速较快，年均增长率为7.4%，其中三级医院的年均增长速度最快，年均增长率为9.2%。

赵凯平　路　凤

第 8 章
北京"十三五"期间卫生健康人力发展的主要问题

8.1 卫生健康人力结构尚需优化

8.1.1 护理人员仍然短缺

截至2020年底,全市执业(助理)医师10.8万人,注册护士11.8万人,医护比为1:1.09,低于"十三五"时期国家1:1.25的标准;"十三五"期间,全市医院医护比基本持平,2020年为1:1.31,2021年《关于推动公立医院高质量发展的意见》中明确提出公立医院医护比总体应达到1:2,因此医院护理人员相对短缺的情形有待进一步缓解。此外,2020年,注册护士各工作年限占比变化较大,其中工作年限5年以下注册护士占比下降17.2个百分点,工作年限10年以下占比下降6.9个百分点,值得进一步关注和研究。

8.1.2 药师(士)比重有所下降

2020年药师(士)占卫生技术人员比重较2016年下降0.4个百分点,由5.9%降至5.5%,"十三五"期间,药师(士)年均增长率2.6%,低于卫生技术人员整体增长率。

8.1.3 儿科、精神、康复等紧缺学科尚有短板

紧缺专业结构有待优化,儿科、精神、康复等资源配置相对不足。2020

年，全市儿科医师占比（2.6%）低于全国水平（3.9%）1.3 个百分点，康复医学科医师占比（0.6%）低于全国水平 0.5 个百分点，每万人口精神科医师数为 0.59 名，与《"十四五"时期健康北京建设规划》中"2025 年达到每万人口精神科执业（助理）医师数 0.82 名"仍有差距。

8.1.4　专业公共卫生机构人员比重有所下降

专业公共卫生机构卫生人员占比下降 0.5 个百分点，其中卫生技术人员占比下降 0.4 个百分点，年均增长率为 1.9%，低于其他机构卫生技术人员增长。2020 年每万人口专业公共卫生机构人员为 7.3 人，低于《"十四五"时期健康北京建设规划》中"每万人口专业公共卫生机构人员 7.8 人"的要求。

8.2　卫生健康人才素质水平与结构需进一步提升

"十三五"期间，全市卫生健康人力资源配置不均衡的矛盾主要集中体现在人才质量上，卫生健康人才的素质水平及结构需优化提升。

8.2.1　不同类别卫生高级人才发展不平衡

注册护士、药师（士）、技师（士）中高级职称人才比重较低。2020年，高级职称注册护士的占比为 1.0%、药师（士）为 3.7%、技师（士）为 5.6%，远低于执业（助理）医师高级职称的占比 24.2%。

卫生管理人员高级职称占比下降 0.3 个百分点，由 8.5% 降至 8.2%。其中医院院长高级职称比例由 59.6% 提高至 59.8%；疾病预防控制中心、卫生监督中心领导干部高级职称比例下降，分别由 40.9% 降至 38.2%，3.6% 降至 1.1%。

8.2.2 不同类别机构及城郊高级人才不平衡

基层医疗卫生机构卫生技术人员高级职称占比下降0.2个百分点，由7.4%降至7.2%。民营医院卫生技术人员高级职称占比（9.0%）低于公立医院（11.1%）。

2020年远郊十区卫生技术人员高级职称占比为7.8%，较2016年增长1.0个百分点，但仍低于城六区占比10.9%；其中，基层卫生技术人员高级职称占比仍然偏低，城六区、远郊十区社区卫生服务中心卫生技术人员高级职称分别占为7.5%和5.9%。

8.3 公共卫生人才年轻后备力量不足

2020年全市公共卫生类别执业（助理）医师占比3.1%，较2016年下降0.5个百分点。"十三五"期间，疾控中心与卫生监督机构人员数均呈下降趋势。截至2020年，疾控中心人员较2016年减少148人，下降3.9%；卫生监督机构减少43人，下降3.4%；且这两类机构空编现象比较突出。从年龄结构看，疾病预防控制中心卫生技术人员与2016年相比，45岁以下占比下降6.0个百分点，其中市属下降4.4个百分点，区属下降3.2个百分点，提示市级及以下疾病预防控制中心卫生技术人员可能存在年轻后备力量不足的问题。新冠肺炎疫情暴露出公共卫生和疾病预防控制体系存在较多短板，公共卫生人才流失严重、人员结构不合理致难以应对新发和突发传染病疫情带来的全新挑战，公共卫生人才力量仍需增强。

其他的专业公共卫生机构也存在人才队伍建设不足，人才流失现象。2016年以来，采供血机构人员减少，其中，全市采供血机构4个，卫生人员

745人，与2016年相比，采供血机构数量没变，卫生人员较2016年减少109人，35岁以下卫生技术人员比例显著降低，由44.6%降至23.2%，高级职称比例仅占7.9%，考虑缺乏人才激励机制，高素质卫生技术人才相对匮乏，一定程度上限制机构的发展。

8.4　卫生健康人力配置水平差异增大

8.4.1　城郊间卫生健康人力仍不平衡

"十三五"期间，远郊十区卫生健康人力发展速度较快，但仍呈现城区强郊区弱的态势，2020年卫生技术人员70.2%在城六区，29.8%在远郊十区，远郊十区卫生人员占比低于常住人口占比，且由2016年相差12.5个百分点扩大到2020年的19.6个百分点。

全市卫生健康人力城郊间差异明显，优质资源集中在城六区且城郊间差异有所增大：①城六区卫生技术人员密度、执业（助理）医师密度和注册护士密度增长均显著高于远郊十区。全市2016年城六区每千人口卫生人员数为16.83人，是远郊十区1.74倍，2020年城六区每千人口卫生人员数达到22.12人，是远郊十区2.29倍。2016年全市城六区每千人口卫生技术人员数为13.19人，是远郊十区1.77倍，2020年城六区每千人口卫生技术人员数达到17.65人，是远郊十区2.34倍。②城六区每万人口专业公共卫生机构人员数反超远郊十区。全市城六区每万人口专业公共卫生机构人员数2016年低于远郊十区的水平（0.97倍），但2020年已经达到远郊十区的1.40倍。③城郊卫生健康人力流入有差异。"十三五"期间，卫生健康人力流入人员中70.2%流入城六区，29.8%流入远郊十区。

8.4.2 基层医疗卫生机构人力配置需进一步优化发展

基层医疗卫生机构人员数量、质量和结构，直接影响基层医疗卫生服务功能的发挥，限制其医疗卫生服务提供以及进一步发展。①2020年，全市共有10183家基层医疗卫生机构（占全部医疗卫生机构比例的90.9%），但卫生技术人员数量仅占全市的24.8%。②基层医疗卫生机构的年龄和学历与全国相比存在差距。55岁以上卫生技术人员占比为14.7%，高于全国水平（9.1%），大学本科及以上占比为28.6%，低于全国的43.2%，提示基层医疗卫生机构人员学历水平还有待进一步提高，年龄结构需进一步优化。

8.4.3 民营与公立医院人力配置仍有差距

"十三五"期间，民营医院发展较快，但人员配置和医疗服务提供方面均与公立医院仍有差距。①全市民营医院数量与2016年相比增加53家，人员数增长20.8%，民营医院人员增长比例明显高于公立医院（8.9%）。②2020年底，全市公立医院数量占比29.7%，人员数占比77.0%；民营医院数量占比70.3%，人员数仅占23.0%；公立医院平均每院人员数855.5人，是民营医院（108.4人）的7.9倍；两者人员规模相差仍较大。③民营医院卫生技术人员中本科及以上学历占34.0%，明显低于公立医院（52.7%）。④民营医院卫生技术人员高级职称占比9.0%，低于公立医院11.1%。

8.5 卫生健康人员职业环境需进一步优化

全国第六次卫生服务调查结果显示：①医务人员工作强度和压力均较

大，各级医疗卫生机构平均每周工作时间均超过40小时，其中三级医院最高，为50.5小时；45.1%的医务人员认为工作压力高，其中三级医院自感程度最高，52.8%的医务人员感到工作压力高。②医务人员对医患关系的满意度不高。卫生服务调查结果显示，仅有26.9%的医务人员对当前医患关系感到满意，29.4%的人自感医患关系很差。

赵凯平　路　凤

第9章
卫生健康人力发展的形势及政策建议

卫生健康人力资源是卫生健康事业发展的基础和保障，是深化医药卫生体制改革和推进现代化医药卫生体系建设的重要力量。北京作为全国政治中心、文化中心、国际交往中心、科技创新中心，面临着各类突发公共安全事件的巨大挑战，承担着各类重大活动服务保障任务，这对健康北京建设提出了更高的要求。随着广大群众对美好生活更加向往，对健康医疗服务的需求日益增加，现代化医疗卫生事业发展的任务更加艰巨，医药卫生人才队伍建设任重而道远。根据健康中国、健康北京以及国家中长期人才发展规划纲要的要求，本章针对单一区域卫生人才结构不合理、跨区域卫生人才分布不均衡、基层与大型医疗机构交流不充分、联系不紧密等问题，结合人民群众日益增长的卫生服务需求，分析了卫生健康人力发展所面临的形势，并提出了相应的政策建议。

9.1 "十四五"期间卫生健康人力发展面临的形势

9.1.1 人才是推进健康中国、健康北京的中坚力量和根本保证

人民健康是人民福祉之本、国家建设之基，是社会发展和人类文明的重要一环。没有全民健康，就没有全面小康。习近平总书记指出，人民健康是社会主义现代化的重要标志。要继续深化医药卫生体制改革，均衡布局优

质医疗资源，改善基层基础设施条件，为人民健康提供可靠保障。北京全面落实健康中国战略，把人民健康放在优先发展的战略地位。以首都发展为统领，立足新发展阶段，贯彻新发展理念，构建新发展格局，充分发挥健康北京建设在服务首都"四个中心"功能建设、提高"四个服务"水平方面的作用，全力推进卫生健康事业高质量发展。

卫生健康人才是推进健康中国、健康北京建设的中坚力量。卫生健康人才队伍的高质量发展是确保卫生健康各项工作顺利实施、有效满足居民卫生服务需要、保障居民健康权益的基础支撑，对于提升人民群众的健康获得感和幸福感具有决定性作用。

9.1.2　落实首都城市功能定位凸显人才队伍建设更高要求

北京作为我国医疗资源最为丰富、医疗技术水平最为先进的城市之一，既承担了本地常住人口的医疗服务需求，也承担了大量的外地患者就医需求，同时承担着各类重大活动服务保障等任务。"十三五"时期，北京在全力推进非首都功能疏解战略部署、统筹规划京津冀协同发展的过程中，通过整体迁建、建设分院等方式，在为市郊各区引入高质量医疗卫生服务，提升现有卫生服务水平的同时，进一步加强了医疗卫生人才的跨区域流动。随着率先进入现代化进程的推进、城市功能调整、产业布局变化引起的人口分布变化，人民群众对健康服务需求将更加多元化和多层化。卫生健康人才队伍的发展与首都"政治中心、文化中心、国际交往中心、科技创新中心"的城市功能定位仍不完全匹配。在北京卫生健康事业发展的新形势下，全面提升整体医疗卫生服务水平，需充分挖掘现有卫生人才潜力，逐步提升卫生人才质量，不断充实卫生人才队伍。

9.1.3　完善现代化公共卫生服务体系急需加强人才支撑

新冠肺炎疫情期间，北京卫生服务体系在疫情防控过程中发挥了重要作用，与此同时，公共卫生服务体系中存在的一些短板问题也逐渐显露。其中，公共卫生人才队伍建设问题尤其突出。为适应疫情防控常态化，全面提升首都应对突发公共卫生事件能力等要求，2020年北京市出台的《关于加强首都公共卫生应急管理体系建设的若干意见》明确指出要加强公共卫生人才支撑。

在当前大卫生大健康时代，北京依然面临新发突发传染病与重大慢性病的双重威胁，卫生健康服务工作中心逐渐从"以治病为中心"向以"健康为中心"转变。面对公共卫生领域的新问题、新挑战，建立有效的公共卫生体系的首要前提是必须要有一支数量充足、质量过关、专业齐全、素质良好的公共卫生人才队伍。

9.1.4　基层医疗服务能力建设有待持续性夯实人才基础

随着医药卫生体制改革的不断深化，北京医药分开、医耗联动等综合改革不断取得新突破，分级诊疗效果初步显现。为了更好地满足人民群众对高质量医疗卫生服务的需求，尽量减少时空因素带来的限制，北京积极探索了诸如医疗联合体、互联网诊疗等现代医疗管理模式，为解决人民看病难、看病远以及医疗机构资源利用不合理、不充分的问题提供了新的解决思路。但各级医院与基层医疗机构之间缺乏成熟紧密的协作机制，基层医疗卫生服务能力与分级诊疗要求存在一定差距，基层医疗卫生人员数量缺乏与能力不足仍旧是制约基层医疗卫生服务水平与发展的"瓶颈"。

9.1.5　高层次复合型人才队伍筑基公立医院高质量发展

为推动公立医院高质量发展，更好地满足人民日益增长的医疗卫生服务需求，2021年国务院办公厅发布的《关于推动公立医院高质量发展的意见》指出，要依托现有资源规划设置国家医学中心、临床医学研究中心、区域医疗中心，加快培养高层次复合型医学人才，造就一批具有国际水平的战略人才、领军人才和创新团队。北京作为全国科技创新中心，促进国家医学中心和区域医疗中心建设，推动医药健康创新有赖于高层次、复合型医学人才的培养和引进。

9.2　卫生健康人力发展的政策建议

9.2.1　落实规划要求，统筹推进卫生健康人力资源区域均衡发展

《"十四五"时期健康北京建设规划》（京政发〔2021〕38号）提出，"十四五"时期，北京将纵深推进非首都功能疏解和京津冀协同发展，调整卫生健康资源配置，加强医疗卫生政策协同和优质医疗资源延伸布局。立足规划要求，有必要严控中心城区卫生人力资源增量，释放存量。配合北京疏解卫生资源的相关行动，有序、合理地将核心区医疗资源向薄弱地区疏解，将更多优质资源分配到薄弱地区，进一步缩小城、郊卫生人力资源差距，提高郊区优质卫生人力资源可及性。需结合城市功能、人口分布、卫生服务需求等多方情况，完善各区卫生人力资源需要、需求测算能力，进一步提高卫生人力资源布局优化的精准性。

9.2.2　着力补齐紧缺人才短板，持续优化卫生人力结构

第一，按需补充紧缺专业卫生技术人员。积极应对疾病谱变化、生育政策调整、人口老龄化和少子化带来的挑战，根据老龄、妇幼等重点人群卫生健康服务需要，加快产科、儿科、老年医学科、康复医学科等的人才投入和培养，补齐人才资源短板。研究通过财政补助倾斜、医疗服务收费价格调整、医保支付方式改革等政策措施，提高紧缺专业卫生技术人员的激励水平、提升人才吸引力。

第二，围绕首都卫生健康事业发展需求，加大公共卫生人才的培养和投入。根据公共卫生机构类别、岗位性质，分层次、分类别制定公共卫生人才系统、长远的继续教育计划。结合各类公共卫生人才的工作需要和实际水平，制定"订单"式培养方案。加紧完善公共卫生人才队伍的薪酬待遇、职称评审、晋升等制度，尽快扭转专业公共卫生机构人员流失的态势。

第三，护理工作是卫生健康事业的重要组成部分，护理人员配置合理与否对医疗质量、患者的护理服务体验均有重要影响。要按国家卫生健康事业发展要求，逐步补齐护士队伍缺口，充实护士人员力量。加强护理人员分类专业化培训，重点培养长期照护、老年医疗护理、安宁疗护、康复等护理专业团队，进一步促进医养结合、社区和居家护理服务发展，满足医疗护理服务多层次需求。

9.2.3　重点推进高层次复合型人才培养，助力健康北京建设

高层次复合型人才是北京地区卫生健康事业高质量发展的重要动力，也是健康北京建设的关键力量。高层次复合型人才的培养，第一，要适应传染

性疾病和慢性非传染性的双重挑战，加快培养公共卫生与临床医学复合型特色人才。以基层医疗卫生机构、医院、专业公共卫生机构等卫生机构职责要求、工作岗位需求差异为导向，提升专业人才培养的针对性。

第二，要加强高层次人才的引进与培养。以提升科研创新能力和医疗卫生技术水平为核心，加强高层次人才的引进与培养，建设科研创新和成果转化团队，大力培育科技创新领军人才。鼓励和支持医学科技人员在创新实践中成就事业并享有相应的社会地位和经济待遇。加大对科研人员的激励力度，取消科研项目绩效、劳务费支出比例限制，探索高层次人才协议工资制等分配办法。

第三，卫生健康领域既有其专业特殊性和复杂性，又有与其他专业领域交叉的必须性。随着"全民信息化"推进、医患关系问题变化、医药产业研发智能化和创新要求提高，卫生健康领域不仅需要具有医学专业高水平人才，也需要医学和交叉专业创新性拔尖人才。应在重视医学专业高水平人才的基础上，进一步推动医学和交叉专业创新性拔尖人才的培养，结合"健康北京"建设、卫生健康高质量发展需求，分批分类开展交叉型人才的培养和引进。

9.2.4　多措并举充实基层卫生人力资源，持续提升基层医疗卫生服务能力

深入改革基层医疗卫生机构财政补助、人事编制等政策措施，完善绩效考核方案及激励分配方案。根据机构岗位设置和服务功能定位，制定科学的职称晋升考核评审标准，提升基层医疗卫生行业职业吸引力。对亟待进一步补足的全科医师和公共卫生人员给予适当政策倾斜。

持续开展基层医生岗位人员订单定向免费培养，探索扩大"订单"培养专业，将公共卫生、护理等专业纳入。支持郊区和城区基层医疗卫生单位更

广泛地接收毕业生，优化毕业生引进结构。

依托医疗联合体、健康联合体和对口支援等模式，建立人才柔性流动机制，鼓励二级及以上医疗临床专业人员、专业公共卫生机构疾病预防控制人员向基层医疗卫生机构流动，提高基层卫生人力队伍防控和救治能力。

9.2.5　不断改善工作环境，完善制度减轻医务人员工作压力

一是贯彻《基本医疗卫生与健康促进法》，严格落实《北京市医院安全秩序管理规定》，加强医疗机构安全秩序管理和风险监测，营造利于医护人员安全执业的环境。通过培训提高医务人员沟通能力、增强服务意识提高质量，积极倡导医、患互相尊重和理解，推动全社会形成尊医重卫的良好氛围。

二是通过调整医疗机构休假制度合理安排医护人员休息时间，针对专业型和科研型医务人员的不同要求，细化岗位职责、职称评审、晋升等方面考评方法，完善医务人员的考核评价制度。

陈　吟　郭默宁

附　　录

附录一 卫生健康人力基本情况

附表1-1 2016—2020年全市卫生人员数及构成

项目	2016年	2017年	2018年	2019年	2020年
卫生人员数（人）	**299462**	**314927**	**325759**	**341488**	**348258**
卫生技术人员	233682	245784	255680	269608	276284
乡村医生和卫生员	3409	3247	2977	2776	2661
其他技术人员	16365	17391	17106	17476	17985
管理人员	17710	20160	20946	21757	21928
工勤技能人员	28296	28345	29050	29871	29400
构成（%）	**100.0**	**100.0**	**100.0**	**100.0**	**100.0**
卫生技术人员	78.0	78.0	78.5	79.0	79.3
乡村医生和卫生员	1.1	1.0	0.9	0.8	0.8
其他技术人员	5.5	5.5	5.3	5.1	5.2
管理人员	5.9	6.4	6.4	6.4	6.3
工勤技能人员	9.4	9.0	8.9	8.7	8.4
增长速度（%）	**3.5**	**5.2**	**3.4**	**4.8**	**2.0**
卫生技术人员	3.7	5.2	4.0	5.4	2.5
乡村医生和卫生员	−0.9	−4.8	−8.3	−6.8	−4.1
其他技术人员	8.4	6.3	−1.6	2.2	2.9
管理人员	5.7	13.8	3.9	3.9	0.8
工勤技能人员	−0.7	0.2	2.5	2.8	−1.6

附表1-2　2016—2020年全市卫生技术人员数及构成

项目	2016年	2017年	2018年	2019年	2020年
卫生技术人员数（人）	**233682**	**245784**	**255680**	**269608**	**276284**
执业（助理）医师	89424	94374	99726	105248	107777
注册护士	98046	103360	107233	114186	118005
药师（士）	13672	14066	14373	15042	15153
技师（士）	12129	12723	13234	14092	14257
卫生监督员	1154	1146	1142	1148	1200
其他	19257	20115	19972	19892	19892
构成（％）	**100.0**	**100.0**	**100.0**	**100.0**	**100.0**
执业（助理）医师	38.3	38.4	39.0	39.0	39.0
注册护士	42.0	42.1	41.9	42.4	42.7
药师（士）	5.9	5.7	5.6	5.6	5.5
技师（士）	5.2	5.2	5.2	5.2	5.2
卫生监督员	0.5	0.5	0.4	0.4	0.4
其他	8.2	8.2	7.8	7.4	7.2
增长速度（％）	**3.7**	**5.2**	**4.0**	**5.4**	**2.5**
执业（助理）医师	4.9	5.5	5.7	5.5	2.4
注册护士	4.8	5.4	3.7	6.5	3.3
药师（士）	6.4	2.9	2.2	4.7	0.7
技师（士）	3.6	4.9	4.0	6.5	1.2
卫生监督员	3.5	−0.7	−0.3	0.5	4.5
其他	5.1	4.5	−0.7	−0.4	0.0

附表1-3 2016—2020年全市全科医师数（人）

分类	2016年	2017年	2018年	2019年	2020年
总计	**8537**	**8876**	**8869**	**9286**	**9924**
医院	1868	1681	1330	1444	1612
社区卫生服务中心（站）	6537	6585	6830	7109	7473
社区卫生服务中心	6087	6120	6346	6624	6977
注册为全科医学专业的人数	**4496**	**4873**	**5228**	**5868**	**6628**
医院	481	404	287	408	593
社区卫生服务中心（站）	3981	4218	4623	5122	5559
社区卫生服务中心	3727	3940	4317	4803	5221
取得全科医生培训合格证的人数	**4041**	**4003**	**3641**	**3418**	**3296**
医院	1387	1277	1043	1036	1019
社区卫生服务中心（站）	2556	2367	2207	1987	1914
社区卫生服务中心	2360	2180	2029	1821	1756

附表1-4 2016—2020年全市分区全科医生数（人）

地区	2016年	2017年	2018年	2019年	2020年
全市	**8537**	**8876**	**8869**	**9286**	**9924**
东城区	581	533	481	572	561
西城区	608	597	601	570	617
朝阳区	1275	1314	1304	1269	1260
丰台区	618	693	673	725	770
石景山区	268	290	285	282	283
海淀区	1421	1302	1289	1362	1428
门头沟区	133	160	134	183	180
房山区	574	640	669	679	658
通州区	550	529	545	584	596
顺义区	524	573	559	604	651
昌平区	415	488	512	509	782
大兴区	555	624	572	593	635
怀柔区	207	270	278	330	360
平谷区	296	336	400	394	458
密云区	288	271	291	339	335
延庆区	224	256	276	291	350

附表1-5　卫生人员性别、年龄及工作年限构成（%）

分类	卫生技术人员		执业（助理）医师		注册护士		药师（士）		技师（士）		管理人员	
	2016年	2020年	2016年	2020年	2016年	2020年	2016年	2020年	2016年	2020年	2016年	2020年
总计	100.0	100.0	100.0	100.0	100.0	100.0	100.0	100.0	100.0	100.0	100.0	100.0
按性别分												
男	23.4	23.6	42.6	41.4	3.0	4.4	26.7	26.3	37.0	37.0	36.6	36.0
女	76.6	76.4	57.4	58.6	97.0	95.6	73.3	73.7	63.0	63.0	63.4	64.0
按年龄分												
25岁以下	7.4	6.6	0.1	0.4	12.6	11.1	5.1	3.5	6.2	7.3	2.5	1.9
25～34岁	40.8	38.7	21.4	22.3	50.8	49.4	44.1	38.7	37	36.4	28.5	26.5
35～44岁	24.2	28.0	34.6	34.4	18.8	23.5	21.9	30.4	25.3	27.3	23.2	31.4
45～54岁	18.1	17.4	24.8	24.9	15.0	13.0	18.6	18.0	19.9	18.6	28.3	23.5
55～59岁	3.1	4.1	4.7	6.7	1.6	2.0	4.5	4.9	4.4	4.8	9.8	9.5
60岁及以上	6.3	5.2	14.4	11.3	1.2	1.0	5.7	4.5	7.3	5.6	7.7	7.2
按工作年限分												
5年以下	31.3	16.8	15.1	10.7	36.7	19.5	24.7	9.8	25.8	16.2	23.3	13.1
5～9年	21.7	31.2	19.6	23.4	25.1	35.4	24.1	30.6	20.1	28.9	19.3	25.9
10～19年	22.2	26.9	29.1	29.4	19.8	27	24.0	33.1	23.9	26.7	23.0	28.6
20～29年	16.3	15.6	20.3	21.4	15.1	12.7	16.7	15.9	19.1	16.8	20.8	18.5
30年及以上	8.4	9.4	16	15.2	3.3	5.5	10.6	10.6	11.1	11.4	13.6	14.0

附表1-6 卫生人员职称及学历构成（%）

分类	卫生技术人员		执业（助理）医师		注册护士		药师（士）		技师（士）		管理人员	
	2016年	2020年	2016年	2020年	2016年	2020年	2016年	2020年	2016年	2020年	2016年	2020年
总计	**100.0**	**100.0**	**100.0**	**100.0**	**100.0**	**100.0**	**100.0**	**100.0**	**100.0**	**100.0**	**100.0**	**100.0**
按学历分												
研究生	13.9	16.0	28.6	34.1	0.3	0.6	5.2	6.8	5.6	6.8	13.1	15.9
大学本科	26.7	28.8	41.6	36.9	14.2	21.0	25.4	28.1	28.1	33.2	42.4	41.9
大专	38.0	36.2	20.5	20.5	53.8	50.0	41.0	37.6	44.2	41.2	29	26.9
中专	20.8	18.5	8.6	8.0	31.4	27.9	26.8	26.1	20.9	18.0	9.7	10.1
高中及以下	0.6	0.6	0.6	0.5	0.3	0.3	1.6	1.4	1.1	0.7	5.7	5.2
按技术职称分（评）												
正高	2.2	2.0	5.8	4.9	0.1	0.1	0.5	0.5	0.5	0.6	1.8	1.5
副高	4.8	4.3	12.2	10.1	0.5	0.6	2.0	2.0	2.6	2.7	4.3	3.6
中级	15.8	13.9	22.6	18.6	12.5	11.5	15.3	14.5	19.1	15.8	13.9	10.0
师级	15.6	13.8	15.4	12.0	16.7	15.7	20.0	17.8	18.7	15.7	9.3	6.5
士级	8.8	6.7	2.0	1.6	15.8	11.6	10.2	8.0	6.9	6.0	2.8	1.8
未评	52.8	59.4	41.9	52.8	54.3	60.6	52.1	57.2	52.2	59.2	67.9	76.5
按聘任技术职务分												
正高	3.0	3.1	8.1	8.0	0.1	0.1	0.8	0.8	0.8	0.9	2.6	2.5
副高	6.8	6.8	17.4	16.2	0.7	0.9	2.5	2.9	4.1	4.7	5.9	5.7
中级	22.7	23.1	34.5	33.0	16.2	17.2	22	23.7	27.7	26.2	20.3	17.4
师级	28.5	29.5	32.4	31.8	26.8	29.1	35.3	36.1	32.8	31.5	17	13.8
士级	21.1	19.7	3.0	3.2	38.7	35.2	24.2	21.5	17.8	18.3	6.5	5.1
待聘	17.8	17.7	4.6	7.8	17.5	17.5	15.4	14.9	16.8	18.3	23.3	18.7

附表1-7　执业（助理）医师性别、年龄、学历及聘任技术职务构成（%）

分类	合计		临床		中医		口腔		公共卫生	
	2016年	2020年	2016年	2020年	2016年	2020年	2016年	2020年	2016年	2020年
按性别分										
男	42.6	41.4	42.3	41.3	47.1	46.4	40.6	38.2	30.5	29.1
女	57.4	58.6	57.7	58.7	52.9	53.6	59.4	61.8	69.5	70.9
按年龄分										
25岁以下	0.1	0.4	0.1	0.3	0.0	0.2	0.3	1.9	0.0	0.0
25～34岁	21.4	22.3	18.6	19.7	27.7	25.2	28.7	34.3	24.9	20.8
35～44岁	34.6	34.4	36.4	34.7	28.0	34.0	34.6	32.9	33.4	36.4
45～54岁	24.8	24.9	26.0	27.2	21.3	18.9	22.2	18.9	25.9	30.8
55～59岁	4.7	6.7	4.8	7.2	4.6	6.6	3.9	4.3	6.6	4.5
60岁及以上	14.4	11.3	14.1	11.0	18.4	15.1	10.3	7.7	9.1	7.6
按工作年限分										
5年以下	15.1	10.7	13.9	9.1	20.1	14.2	16.0	15.8	10.4	6.1
5～9年	19.6	23.4	18.5	21.8	21.0	26.2	25.1	28.7	19.8	22.5
10～19年	29.1	29.4	30.7	29.9	22.1	26.1	30.9	30.3	28.1	32.6
20～29年	20.3	21.4	21.0	23.6	17.8	15.9	17.3	15.9	27.5	26.0
30年及以上	16.0	15.2	16.0	15.6	18.9	17.5	10.8	9.3	14.1	12.8
按学历分										
研究生	28.6	34.1	29.9	36.7	29.7	33.7	22.9	22.3	12.7	20.9
大学本科	41.6	36.9	43.4	38.3	38.1	34.7	35.3	30.8	39.7	41.9
大专	20.5	20.5	18.6	17.6	22.0	21.4	29.8	36.8	27.4	22.3
中专	8.6	8.0	7.8	7.0	8.5	9.0	11.4	9.8	19.2	14.6
高中及以下	0.6	0.5	0.3	0.4	1.7	1.2	0.6	0.4	0.9	0.3
按聘任技术职务分										
正高	8.1	8.0	9.0	9.4	7.9	7.0	3.6	2.8	3.0	3.2
副高	17.4	16.2	19.4	18.7	15.2	13.6	9.9	7.7	8.7	10.2
中级	34.5	33.0	35.1	33.7	32.1	32.0	32.7	28.0	40.4	39.1
师级/助理	32.4	31.8	29.4	27.4	37.0	37.3	43.3	46.6	40.2	40.3
士级	3.0	3.2	2.6	2.7	3.0	3.4	4.9	5.9	5.9	4.2
待聘	4.6	7.8	4.5	8.1	4.8	6.7	5.6	9.1	1.9	3.0

附表1-8 分科执业（助理）医师数及构成

科室分类	人数（人）				构成（%）			
	合计		其中：执业医师		合计		其中：执业医师	
	2016年	2020年	2016年	2020年	2016年	2020年	2016年	2020年
总计	71743	90121	67139	83899	100.0	100.0	100.0	100.0
预防保健科	1984	2314	1593	1959	2.8	2.6	2.4	2.3
全科医疗科	4415	4888	3739	4165	6.2	5.4	5.6	5.0
内科	13321	15562	12675	14883	18.6	17.3	18.9	17.7
外科	8382	10012	8110	9729	11.7	11.1	12.1	11.6
儿科	1772	2358	1748	2327	2.5	2.6	2.6	2.8
妇产科	4126	4449	3977	4299	5.8	4.9	5.9	5.1
眼科	1238	1552	1214	1521	1.7	1.7	1.8	1.8
耳鼻咽喉科	900	1084	884	1065	1.3	1.2	1.3	1.3
口腔科	5972	8886	5237	7457	8.3	9.9	7.8	8.9
皮肤科	692	906	673	880	1.0	1.0	1.0	1.0
医疗美容科	173	649	161	598	0.2	0.7	0.2	0.7
精神科	879	1074	783	989	1.2	1.2	1.2	1.2
传染科	463	440	461	437	0.6	0.5	0.7	0.5
结核病科	86	73	83	71	0.1	0.1	0.1	0.1
地方病科	1	0	1	0	0.0	0.0	0.0	0.0
肿瘤科	693	879	687	870	1.0	1.0	1.0	1.0
急诊医学科	1207	1858	1144	1786	1.7	2.1	1.7	2.1
康复医学科	406	577	377	550	0.6	0.6	0.6	0.7
运动医学科	88	105	85	105	0.1	0.1	0.1	0.1
职业病科	58	57	57	57	0.1	0.1	0.1	0.1
麻醉科	1757	2297	1734	2271	2.4	2.5	2.6	2.7
医学检验科	230	293	213	276	0.3	0.3	0.3	0.3
病理科	450	616	443	604	0.6	0.7	0.7	0.7
重症医学科	595	760	585	754	0.8	0.8	0.9	0.9
临终关怀科	25	23	25	23	0.0	0.0	0.0	0.0
疼痛科	25	85	25	83	0.0	0.1	0.0	0.1
医学影像科	4409	5385	4158	5119	6.1	6.0	6.2	6.1
中医科	10758	13830	10164	12809	15.0	15.3	15.1	15.3
民族医学科	24	51	23	50	0.0	0.1	0.0	0.1
中西医结合科	249	332	225	300	0.3	0.4	0.3	0.4
其他	6365	8726	5855	7862	8.9	9.7	8.7	9.4

附表1-9　医师执业类别数及构成

项目	合计		执业医师		执业助理医师	
	2016年	2020年	2016年	2020年	2016年	2020年
人数（万人）	**8.9**	**10.7**	**8.4**	**10.0**	**0.5**	**0.6**
临床类别	6.0	6.9	5.7	6.6	0.3	0.3
中医类别	1.7	2.2	1.6	2.0	0.1	0.1
口腔类别	0.8	1.2	0.7	1.1	0.1	0.2
公共卫生类别	0.3	0.3	0.3	0.3	0.0	0.0
构成（%）						
临床类别	67.9	65.0	68.4	65.9	58.9	49.6
中医类别	19.2	20.3	19.2	20.3	17.9	20.4
口腔类别	9.4	11.6	8.9	10.7	18.5	26.9
公共卫生类别	3.6	3.1	3.5	3.1	4.6	3.1

附表1-10　全市分区卫生人员数（人）

地区	卫生人员		卫生技术人员		执业（助理）医师		注册护士		管理人员	
	2016年	2020年	2016年	2020年	2016年	2020年	2016年	2020年	2016年	2020年
全市	299462	348258	233682	276284	89424	107777	98046	118005	17710	21928
东城区	33431	34558	25986	26383	10123	10446	10575	11058	2051	2421
西城区	42566	47562	34797	39832	12303	14205	15296	17740	2349	2676
朝阳区	62240	72064	47382	56247	18610	22650	20418	24638	3920	4897
丰台区	23870	30901	18635	24699	6975	9621	7989	10721	1732	2123
石景山区	9642	10592	7813	8629	3009	3206	3315	3837	481	639
海淀区	38230	47424	29935	38191	11440	14749	12859	16908	2433	3067
门头沟区	4595	4844	3526	3835	1221	1389	1476	1608	296	319
房山区	13236	14678	9656	11008	3644	4269	3855	4529	704	899
通州区	11922	13171	9436	10486	3593	4062	3609	4241	540	525
顺义区	9973	11681	7759	9126	3291	4012	2886	3427	453	765
昌平区	18492	24357	14177	18983	5260	7255	6419	8418	1041	1527
大兴区	14580	17574	11423	13705	4268	5155	4629	5524	980	1268
怀柔区	4315	5043	3373	3959	1437	1659	1129	1360	217	246
平谷区	4785	5087	3747	4239	1549	1761	1498	1638	336	303
密云区	4581	5235	3594	4138	1666	2104	1188	1284	101	157
延庆区	3004	3487	2443	2824	1035	1234	905	1074	76	96

附表 1-11　全市分区卫生人员构成（%）

地区	卫生人员		卫生技术人员		执业（助理）医师		注册护士		管理人员	
	2016年	2020年	2016年	2020年	2016年	2020年	2016年	2020年	2016年	2020年
全市	100.0	100.0	100.0	100.0	100.0	100.0	100.0	100.0	100.0	100.0
东城区	11.2	9.9	11.1	9.5	11.3	9.7	10.8	9.4	11.6	11.0
西城区	14.2	13.7	14.9	14.4	13.8	13.2	15.6	15.0	13.3	12.2
朝阳区	20.8	20.7	20.3	20.4	20.8	21.0	20.8	20.9	22.1	22.3
丰台区	8.0	8.9	8.0	8.9	7.8	8.9	8.1	9.1	9.8	9.7
石景山区	3.2	3.0	3.3	3.1	3.4	3.0	3.4	3.3	2.7	2.9
海淀区	12.8	13.6	12.8	13.8	12.8	13.7	13.1	14.3	13.7	14.0
门头沟区	1.5	1.4	1.5	1.4	1.4	1.3	1.5	1.4	1.7	1.5
房山区	4.4	4.2	4.1	4.0	4.1	4.0	3.9	3.8	4.0	4.1
通州区	4.0	3.8	4.0	3.8	4.0	3.8	3.7	3.6	3.0	2.4
顺义区	3.3	3.4	3.3	3.3	3.7	3.7	2.9	2.9	2.6	3.5
昌平区	6.2	7.0	6.1	6.9	5.9	6.7	6.5	7.1	5.9	7.0
大兴区	4.9	5.0	4.9	5.0	4.8	4.8	4.7	4.7	5.5	5.8
怀柔区	1.4	1.4	1.4	1.4	1.6	1.5	1.2	1.2	1.2	1.1
平谷区	1.6	1.5	1.6	1.5	1.7	1.6	1.5	1.4	1.9	1.4
密云区	1.5	1.5	1.5	1.5	1.9	2.0	1.2	1.1	0.6	0.7
延庆区	1.0	1.0	1.0	1.0	1.2	1.1	0.9	0.9	0.4	0.4

附表1-12　全市分区卫生技术人员年龄构成（%）

地区	25岁以下		25～34岁		35～44岁		45～54岁		55～59岁		60岁及以上	
	2016年	2020年	2016年	2020年	2016年	2020年	2016年	2020年	2016年	2020年	2016年	2020年
全市	**7.4**	**6.6**	**40.8**	**38.7**	**24.2**	**28.0**	**18.1**	**17.4**	**3.1**	**4.1**	**6.3**	**5.2**
东城区	5.7	4.8	33.7	32.9	28.1	30.0	22.8	21.1	3.9	5.8	5.8	5.4
西城区	7.2	6.7	39.7	37.3	25.8	28.6	19.6	19.2	3.1	4.5	4.7	3.6
朝阳区	6.2	7.0	40.7	39.2	25.1	28.5	17.0	15.2	3.6	4.3	7.5	5.8
丰台区	9.4	6.8	40.9	37.2	22.5	28.3	17.2	17.9	3.0	4.2	7.1	5.6
石景山区	8.2	7.6	39.3	37.4	20.7	25.6	19.9	18.4	3.0	4.3	8.8	6.7
海淀区	6.9	6.2	40.5	37.1	24.7	29.4	17.9	17.4	3.4	4.3	6.6	5.5
门头沟区	10.0	6.8	39.3	40.3	20.2	25.0	20.1	18.7	3.5	3.8	7.0	5.4
房山区	6.0	5.9	46.7	39.3	24.6	30.2	16.0	17.4	2.1	2.8	4.6	4.4
通州区	14.3	8.8	43.4	45.6	20.9	24.3	15.0	15.0	1.8	2.2	4.6	4.1
顺义区	4.8	6.7	41.7	40.8	23.3	23.6	20.1	18.8	3.0	3.9	7.0	6.2
昌平区	10.5	7.7	46.0	44.8	19.6	25.0	14.4	13.3	2.3	2.9	7.2	6.2
大兴区	8.6	8.2	48.6	43.4	22.5	27.9	11.6	13.2	2.5	2.5	6.2	4.7
怀柔区	10.8	6.3	41.5	43.3	20.3	23.6	18.8	19.0	2.1	2.6	6.4	5.1
平谷区	6.0	4.7	46.8	42.2	21.5	24.4	19.6	22.1	1.4	2.8	4.8	3.7
密云区	3.6	0.7	37.2	34.3	24.2	28.0	23.4	26.1	3.9	3.8	7.6	7.1
延庆区	4.4	5.5	40.5	37.4	23.7	27.1	22.2	20.8	3.1	3.5	6.2	5.7

附表1-13 全市分区执业（助理）医师年龄构成（%）

地区	25岁以下		25～34岁		35～44岁		45～54岁		55～59岁		60岁及以上	
	2016年	2020年	2016年	2020年	2016年	2020年	2016年	2020年	2016年	2020年	2016年	2020年
全市	**0.1**	**0.4**	**21.4**	**22.3**	**34.6**	**34.4**	**24.8**	**24.9**	**4.7**	**6.7**	**14.4**	**11.3**
东城区	0.0	0.2	16.8	18.2	36.2	31.9	29.0	29.0	5.4	9.4	12.5	11.3
西城区	0.1	0.1	21.5	24.5	36.0	34.8	25.7	24.6	5.1	7.7	11.6	8.4
朝阳区	0.0	0.6	17.9	22.6	36.4	35.5	23.8	22.4	5.6	7.1	16.3	11.9
丰台区	0.1	0.2	24.3	20.5	33.3	36.6	21.2	23.7	5.0	7.0	16.1	11.9
石景山区	0.0	0.3	24.5	20.4	29.3	33.5	24.3	25.7	4.2	6.8	17.6	13.3
海淀区	0.0	0.4	19.7	19.1	34.9	35.0	26.0	26.0	5.2	7.7	14.2	11.8
门头沟区	0.8	0.1	26.1	24.9	26.0	29.9	25.7	25.0	3.9	7.2	17.4	12.9
房山区	0.0	0.7	24.8	18.2	37.2	38.5	23.8	28.1	3.0	4.2	11.1	10.3
通州区	0.2	0.8	28.1	28.6	33.3	34.5	23.5	23.3	2.7	3.5	12.2	9.3
顺义区	0.1	0.9	17.6	21.4	35.1	30.0	28.8	29.2	3.8	5.4	14.5	13.2
昌平区	0.2	0.6	26.3	27.1	31.2	33.2	20.4	20.1	4.0	5.0	18.0	14.0
大兴区	0.1	1.1	24.0	25.2	38.6	37.3	18.4	21.6	3.9	4.2	15.0	10.7
怀柔区	0.6	0.3	29.8	28.5	27.4	29.8	25.8	26.7	3.4	4.2	13.1	10.6
平谷区	0.1	1.0	26.4	22.7	31.6	29.4	29.0	34.4	2.4	4.1	10.5	8.4
密云区	0.0	0.1	20.8	17.5	28.1	29.0	31.3	35.9	4.1	3.7	15.7	13.7
延庆区	0.9	0.4	24.8	29.4	28.9	27.7	27.0	24.6	4.1	5.8	14.3	12.0

附表1-14 全市分区注册护士年龄构成（%）

地区	25岁以下		25～34岁		35～44岁		45～54岁		55～59岁		60岁及以上	
	2016年	2020年	2016年	2020年	2016年	2020年	2016年	2020年	2016年	2020年	2016年	2020年
全市	**12.6**	**11.1**	**50.8**	**49.4**	**18.8**	**23.5**	**15.0**	**13.0**	**1.6**	**2.0**	**1.2**	**1.0**
东城区	11.5	9.2	42.2	42.3	24.2	28.5	19.2	16.5	1.8	2.8	1.1	0.8
西城区	12.6	12.5	48.3	46.3	20.8	23.5	16.2	15.1	1.4	2.0	0.8	0.6
朝阳区	10.9	12.2	53.9	50.9	18.6	23.3	13.3	10.4	1.8	2.0	1.4	1.3
丰台区	16.8	12.2	48.3	47.8	16.7	22.7	15.5	14.5	1.3	1.6	1.5	1.1
石景山区	13.6	11.2	50.1	49.0	14.5	20.7	18.2	14.5	1.8	2.6	1.9	2.0
海淀区	11.8	10.4	52.0	48.2	19.5	25.8	13.5	12.4	1.7	1.9	1.4	1.2
门头沟区	13.7	10.5	38.2	44.1	21.7	22.5	21.7	19.7	3.5	2.0	1.2	1.1
房山区	9.5	8.1	55.3	50.6	20.7	26.2	12.5	12.6	1.4	1.9	0.6	0.6
通州区	22.5	13.0	47.2	55.8	15.9	18.8	12.6	10.9	1.3	0.9	0.6	0.6
顺义区	5.9	9.8	52.1	51.7	18.5	18.9	18.8	14.3	2.9	3.7	1.8	1.6
昌平区	16.1	12.5	56.0	56.6	13.3	19.0	12.7	9.7	0.9	1.2	1.0	1.1
大兴区	12.5	11.8	61.1	54.3	14.8	22.5	8.9	9.0	1.4	1.5	1.3	0.9
怀柔区	18.0	8.6	49.5	56.2	15.2	19.7	15.4	13.4	1.2	1.2	0.8	1.0
平谷区	8.7	4.4	63.6	61.0	12.6	20.5	14.3	12.1	0.5	1.8	0.3	0.2
密云区	5.4	0.4	43.5	41.6	23.5	28.4	23.2	22.0	3.7	5.3	0.8	2.3
延庆区	2.4	8.3	51.6	46.0	18.5	25.7	23.9	17.8	3.0	1.2	0.6	1.1

附表1-15　全市分区管理人员年龄构成（%）

地区	25岁以下		25～34岁		35～44岁		45～54岁		55～59岁		60岁及以上	
	2016年	2020年	2016年	2020年	2016年	2020年	2016年	2020年	2016年	2020年	2016年	2020年
全市	2.5	1.9	28.5	26.5	23.2	31.4	28.3	23.5	9.8	9.5	7.7	7.2
东城区	1.0	1.2	23.4	25.5	20.6	26.9	31.3	23.3	13.2	12.1	10.5	11.0
西城区	2.6	1.4	27.7	27.1	21.6	31.1	29.4	24.2	12.3	10.3	6.4	6.0
朝阳区	2.4	1.7	26.5	24.6	24.6	35.2	26.3	22.1	10.2	8.9	10.0	7.5
丰台区	0.9	2.9	25.5	26.7	21.5	28.7	32.9	25.6	9.4	10.4	9.9	5.8
石景山区	0.8	0.7	20.9	24.3	24.3	27.7	37.3	29.6	9.6	10.6	7.1	7.1
海淀区	1.4	1.7	31.9	27.3	24.8	32.5	28.2	23.5	8.0	8.2	5.6	6.7
门头沟区	1.1	1.3	26.5	23.7	15.6	27.1	36.4	32.6	12.7	10.2	7.6	5.1
房山区	3.0	2.0	28.7	25.9	22.2	31.4	33.1	24.6	6.3	9.8	6.8	6.5
通州区	8.0	1.5	39.1	37.0	20.8	32.3	23.1	19.9	5.3	5.6	3.8	3.7
顺义区	0.7	5.2	23.5	21.1	29.8	30.2	28.1	24.7	10.9	13.7	7.0	5.0
昌平区	9.0	4.0	47.8	36.6	21.0	30.5	13.4	17.0	4.7	5.3	4.1	6.6
大兴区	3.4	1.5	29.7	25.4	31.6	39.1	23.4	21.0	7.0	7.5	4.9	5.5
怀柔区	1.2	0.0	32.9	22.2	17.6	34.0	37.1	27.8	8.2	13.0	2.9	3.1
平谷区	3.3	0.9	23.1	16.2	25.3	24.8	40.1	44.4	6.0	6.0	2.2	7.7
密云区	0.0	0.0	12.8	8.6	24.8	25.9	32.3	32.8	17.3	11.2	12.8	21.6
延庆区	1.4	1.8	21.6	19.3	28.4	26.3	39.2	35.1	5.4	12.3	4.1	5.3

附表1-16　全市分区卫生技术人员学历构成（%）

地区	研究生		大学本科		大专		中专		高中及以下	
	2016年	2020年	2016年	2020年	2016年	2020年	2016年	2020年	2016年	2020年
全市	**13.9**	**16.0**	**26.7**	**28.8**	**38.0**	**36.2**	**20.8**	**18.5**	**0.6**	**0.6**
东城区	20.5	22.3	27.7	31.4	33.2	31.5	18.1	14.5	0.5	0.4
西城区	20.1	23.9	25.8	28.0	39.8	33.5	13.9	14.2	0.5	0.4
朝阳区	14.1	16.3	26.1	30.2	39.7	39.2	19.6	13.9	0.5	0.4
丰台区	12.3	16.0	25.9	27.6	38.7	35.2	22.7	20.7	0.4	0.4
石景山区	13.8	14.7	27.0	29.3	41.5	40.5	17.1	15.0	0.7	0.4
海淀区	17.1	19.1	27.6	31.1	37.1	35.6	17.6	13.2	0.6	1.0
门头沟区	6.1	7.1	29.9	28.1	38.5	38.1	24.9	26.3	0.6	0.5
房山区	4.1	5.2	26.0	28.2	38.8	40.2	29.7	25.6	1.4	0.8
通州区	12.2	13.5	25.2	24.8	31.4	33.4	30.7	27.9	0.6	0.3
顺义区	6.5	6.9	26.5	23.2	37.6	37.5	28.2	31.1	1.2	1.4
昌平区	8.4	10.9	26.3	25.0	38.1	35.7	26.6	27.6	0.6	0.8
大兴区	6.9	8.5	32.2	33.7	40.2	38.4	19.9	18.7	0.8	0.6
怀柔区	5.1	6.2	32.1	28.6	33.7	31.9	28.2	32.8	0.9	0.5
平谷区	4.3	4.8	19.2	16.9	32.9	35.0	42.2	42.3	1.5	1.0
密云区	3.4	4.3	21.9	24.5	43.9	43.6	29.9	27.1	0.9	0.5
延庆区	3.9	5.8	27.9	25.5	46.8	45.9	20.5	22.2	0.8	0.3

附表1-17　全市分区执业（助理）医师学历构成（%）

地区	研究生		大学本科		大专		中专		高中及以下	
	2016年	2020年	2016年	2020年	2016年	2020年	2016年	2020年	2016年	2020年
全市	**28.6**	**34.1**	**41.6**	**36.9**	**20.5**	**20.5**	**8.6**	**8.0**	**0.6**	**0.5**
东城区	39.8	44.1	43.8	39.9	12.2	12.1	3.9	3.6	0.4	0.3
西城区	43.3	52.5	39.5	32.6	13.3	11.3	3.6	3.3	0.3	0.3
朝阳区	28.7	34.7	43.2	38.1	21.2	21.3	6.5	5.6	0.4	0.3
丰台区	26.5	36.6	41.7	36.7	23.0	19.0	8.3	7.3	0.5	0.3
石景山区	31.2	34.8	42.3	39.2	19.5	19.4	6.5	6.3	0.5	0.3
海淀区	38.7	41.6	40.4	37.2	15.2	16.3	5.2	4.1	0.4	0.7
门头沟区	12.3	15.6	49.2	44.1	25.4	26.1	12.7	13.8	0.3	0.4
房山区	7.7	10.4	44.8	42.4	27.3	30.0	19.0	16.4	1.2	0.8
通州区	21.3	29.1	41.7	36.5	23.0	23.0	13.6	11.0	0.4	0.4
顺义区	9.4	12.6	41.0	35.1	30.6	34.0	17.1	16.8	1.9	1.5
昌平区	19.7	25.7	37.4	32.6	27.9	26.9	14.0	13.9	1.0	0.9
大兴区	13.3	19.7	46.5	42.0	27.2	26.2	12.2	11.4	0.9	0.6
怀柔区	10.7	11.2	45.0	36.9	27.9	29.4	15.0	21.8	1.3	0.8
平谷区	9.3	11.1	30.4	28.6	31.1	33.3	27.4	25.9	1.9	1.1
密云区	4.3	5.6	33.0	36.5	39.3	41.4	21.8	15.6	1.7	1.0
延庆区	8.2	12.5	41.1	36.9	36.0	38.0	13.4	12.3	1.3	0.3

附表1-18 全市分区注册护士学历构成（%）

地区	大学本科及以上		大专		中专		高中及以下	
	2016年	2020年	2016年	2020年	2016年	2020年	2016年	2020年
全市	**14.5**	**21.7**	**53.8**	**50.0**	**31.4**	**27.9**	**0.3**	**0.3**
东城区	15.4	25.6	52.1	49.0	32.3	25.3	0.2	0.1
西城区	15.6	24.1	62.8	52.9	21.5	22.6	0.2	0.4
朝阳区	12.4	24.4	55.7	54.0	31.6	21.3	0.3	0.2
丰台区	12.9	19.0	52.8	48.7	34.1	32.1	0.2	0.2
石景山区	15.3	20.9	58.4	57.2	25.7	21.5	0.7	0.4
海淀区	17.8	27.3	55.0	51.6	26.9	20.4	0.3	0.7
门头沟区	12.3	12.6	50.9	49.8	36.4	37.4	0.3	0.2
房山区	9.8	13.9	50.6	51.3	39.3	34.6	0.3	0.2
通州区	12.7	14.1	39.3	42.1	47.6	43.7	0.4	0.1
顺义区	10.0	9.7	45.9	38.5	43.6	50.4	0.5	1.3
昌平区	17.8	17.2	46.4	43.1	35.5	39.3	0.3	0.4
大兴区	19.0	24.6	54.4	49.7	26.4	25.5	0.2	0.2
怀柔区	14.9	15.2	38.5	34.7	46.6	49.9	0.0	0.1
平谷区	6.7	3.9	32.9	34.4	60.1	61.6	0.3	0.2
密云区	7.3	8.3	49.8	47.3	42.6	44.5	0.3	0.0
延庆区	16.5	15.0	53.7	50.7	29.7	34.3	0.0	0.0

附表1-19 全市分区管理人员学历构成（%）

地区	研究生		大学本科		大专		中专		高中及以下	
	2016年	2020年	2016年	2020年	2016年	2020年	2016年	2020年	2016年	2020年
全市	**13.1**	**15.9**	**42.4**	**41.9**	**29.0**	**26.9**	**9.7**	**10.1**	**5.7**	**5.2**
东城区	16.8	20.3	45.2	46.5	24.0	22.2	8.7	7.2	5.2	3.8
西城区	18.8	23.3	44.6	41.7	26.0	19.9	6.3	9.2	4.3	5.9
朝阳区	14.6	16.4	41.1	42.6	30.5	29.5	8.9	6.9	5.0	4.5
丰台区	10.5	12.3	39.3	40.5	30.9	29.2	11.6	12.6	7.6	5.3
石景山区	10.2	14.0	46.9	41.5	28.5	28.1	9.3	12.5	5.1	4.0
海淀区	18.6	24.0	41.2	42.4	27.3	22.8	7.5	7.5	5.3	3.2
门头沟区	3.3	5.1	36.4	34.7	37.1	36.4	16.0	18.6	7.3	5.1
房山区	2.1	3.4	37.6	36.6	35.2	35.1	17.7	18.0	7.4	6.8
通州区	7.0	8.7	45.6	41.6	33.1	34.8	10.3	10.8	4.0	4.1
顺义区	2.8	4.6	49.3	46.5	28.4	28.6	13.5	13.7	6.0	6.6
昌平区	12.5	13.3	43.7	39.3	30.4	27.6	7.8	12.4	5.6	7.3
大兴区	6.0	6.4	45.8	40.9	30.7	33.6	10.7	12.0	6.9	7.1
怀柔区	2.4	4.3	45.9	40.7	31.2	31.5	13.5	16.7	7.1	6.8
平谷区	1.1	1.7	26.4	23.1	31.3	24.8	27.5	31.6	13.7	18.8
密云区	0.0	0.9	16.5	22.4	48.1	43.1	24.8	25.0	10.5	8.6
延庆区	4.1	5.3	40.5	36.8	31.1	29.8	13.5	19.3	10.8	8.8

附表1-20　全市分区卫生技术人员聘任技术职务构成（%）

地区	正高		副高		中级		师级		士级		待聘	
	2016年	2020年	2016年	2020年	2016年	2020年	2016年	2020年	2016年	2020年	2016年	2020年
全市	**3.0**	**3.1**	**6.8**	**6.8**	**22.7**	**23.1**	**28.5**	**29.5**	**21.1**	**19.7**	**17.7**	**17.6**
东城区	4.9	4.8	9.4	9.0	25.5	26.1	30.8	29.8	14.7	14.8	14.5	15.3
西城区	3.8	4.4	7.5	7.6	22.0	23.5	29.9	33.5	17.9	17.4	18.9	13.6
朝阳区	3.2	2.5	6.6	5.6	20.5	20.8	28.3	27.7	23.3	21.8	18.1	21.7
丰台区	2.7	4.2	6.3	8.3	21.7	23.7	30.0	30.5	27.2	20.6	12.0	12.8
石景山区	3.0	3.3	7.0	7.3	24.5	25.7	27.6	31.2	24.0	21.3	14.0	11.2
海淀区	3.3	3.3	8.2	7.4	25.2	24.0	26.3	26.4	20.2	17.6	16.3	20.8
门头沟区	1.5	1.4	4.4	4.4	26.6	24.4	26.5	27.7	23.7	23.0	17.2	19.1
房山区	1.5	1.7	4.4	5.5	21.3	21.2	26.9	28.6	23.2	21.9	22.6	21.0
通州区	1.9	2.4	5.7	6.0	21.1	22.3	27.1	32.1	18.3	22.3	25.9	14.7
顺义区	1.2	1.6	4.2	5.4	21.3	22.5	28.0	29.1	21.9	22.5	23.4	18.9
昌平区	2.2	2.4	4.8	5.4	18.7	18.6	28.6	30.0	22.7	19.9	22.9	23.5
大兴区	1.9	1.9	5.9	6.1	20.9	24.1	26.2	28.6	25.0	22.8	20.2	16.4
怀柔区	2.1	2.9	5.5	7.8	26.3	26.1	26.7	29.1	23.3	21.0	16.0	13.1
平谷区	1.7	2.4	5.9	7.4	29.4	28.7	31.3	29.8	23.7	18.1	7.5	13.2
密云区	0.7	0.8	5.2	6.1	28.2	26.1	29.6	30.9	21.9	21.6	14.4	14.7
延庆区	1.7	2.1	6.2	6.1	31.4	26.8	28.2	30.5	17.0	20.7	14.8	13.4

附表1-21 全市分区执业（助理）医师聘任技术职务构成（%）

地区	正高		副高		中级		师级		士级		待聘	
	2016年	2020年	2016年	2020年	2016年	2020年	2016年	2020年	2016年	2020年	2016年	2020年
全市	**8.1**	**8.0**	**17.4**	**16.2**	**34.5**	**33.0**	**32.4**	**31.8**	**3.0**	**3.2**	**4.6**	**7.8**
东城区	12.9	12.3	22.9	21.8	33.9	33.9	25.8	26.8	1.1	1.2	3.4	4.0
西城区	10.7	10.9	20.2	18.1	32.8	32.8	30.3	31.7	1.6	1.5	4.5	5.1
朝阳区	8.2	6.3	16.5	13.4	33.2	31.8	34.9	33.5	2.2	2.9	4.9	12.2
丰台区	7.7	10.7	16.5	19.1	32.9	31.1	36.5	32.7	2.6	3.0	3.6	3.4
石景山区	7.7	9.0	16.9	17.7	33.8	34.9	32.9	32.0	2.0	2.0	6.7	4.5
海淀区	9.2	9.0	21.8	18.6	38.5	35.6	25.7	23.8	1.6	1.8	3.2	11.2
门头沟区	4.2	4.4	13.3	12.6	40.4	37.5	33.1	37.0	7.2	5.8	1.8	2.7
房山区	4.3	4.5	11.8	13.6	33.8	32.2	37.3	36.1	6.3	7.3	6.4	6.3
通州区	5.7	6.4	15.6	14.7	34.6	33.5	37.2	36.3	2.4	3.2	4.5	5.9
顺义区	3.1	4.1	10.7	12.2	32.9	31.8	36.3	35.0	7.9	8.3	9.1	8.6
昌平区	6.1	6.1	12.8	12.8	31.9	29.6	36.3	34.6	4.2	3.5	8.7	13.4
大兴区	5.1	4.9	15.5	14.5	35.6	35.9	34.1	34.1	5.9	5.8	3.7	4.8
怀柔区	4.8	6.5	12.1	16.6	37.0	33.2	37.4	35.2	4.3	5.0	4.3	3.5
平谷区	4.0	5.3	12.2	15.6	42.0	38.6	34.4	28.8	7.0	5.8	0.3	5.9
密云区	1.5	1.8	10.1	11.4	37.5	34.0	36.4	38.9	11.8	11.2	2.8	2.8
延庆区	4.5	4.7	13.8	12.3	39.2	29.8	32.6	37.7	5.5	6.0	4.4	9.5

附表1-22　全市分区注册护士聘任技术职务构成（%）

地区	正高		副高		中级		师级		士级		待聘	
	2016年	2020年	2016年	2020年	2016年	2020年	2016年	2020年	2016年	2020年	2016年	2020年
全市	**0.1**	**0.1**	**0.7**	**0.9**	**16.2**	**17.2**	**26.8**	**29.1**	**38.7**	**35.2**	**17.5**	**17.5**
东城区	0.0	0.1	1.1	1.0	19.6	21.6	35.0	33.0	29.2	27.9	15.0	16.4
西城区	0.1	0.2	0.6	0.8	14.2	15.2	30.4	35.9	32.1	31.9	22.6	16.1
朝阳区	0.1	0.1	0.5	0.5	12.3	13.5	24.4	24.5	44.7	40.1	18.0	21.2
丰台区	0.1	0.1	0.5	1.2	15.9	19.1	24.0	29.9	49.0	36.1	10.5	13.6
石景山区	0.1	0.0	0.8	1.1	18.9	21.2	23.4	31.0	45.9	39.0	10.9	7.7
海淀区	0.1	0.1	0.7	0.8	17.1	16.9	26.8	27.8	37.2	31.9	18.2	22.5
门头沟区	0.0	0.1	0.3	0.2	25.9	22.7	22.5	23.3	39.6	38.2	11.6	15.5
房山区	0.0	0.0	0.6	0.9	19.2	18.8	23.7	26.4	38.1	35.2	18.4	18.6
通州区	0.0	0.0	0.7	0.7	16.1	17.4	23.4	32.6	33.3	39.7	26.5	9.5
顺义区	0.0	0.1	0.3	1.0	19.8	20.4	25.2	27.9	41.1	39.2	13.7	11.4
昌平区	0.2	0.2	0.7	1.0	12.8	12.3	24.6	26.6	37.1	33.8	24.6	26.1
大兴区	0.2	0.3	0.9	0.9	14.9	19.8	23.4	25.9	46.4	40.5	14.2	12.6
怀柔区	0.0	0.1	0.7	1.3	22.5	23.3	19.6	26.9	47.5	41.7	9.6	6.7
平谷区	0.1	0.2	1.6	1.8	24.0	23.5	31.8	35.1	41.0	26.2	1.4	13.1
密云区	0.1	0.2	2.5	3.1	28.8	27.4	26.1	27.4	33.8	35.0	8.8	7.0
延庆区	0.0	0.1	1.6	1.5	31.3	25.3	27.2	24.5	26.7	36.0	13.1	12.5

附表1-23 全市分区管理人员聘任技术职务构成（%）

地区	正高		副高		中级		师级		士级		待聘	
	2016年	2020年	2016年	2020年	2016年	2020年	2016年	2020年	2016年	2020年	2016年	2020年
全市	2.6	2.5	5.9	5.7	20.3	17.4	17.0	13.8	6.5	5.1	23.3	18.7
东城区	3.6	3.6	7.5	8.0	20.7	25.7	20.5	19.9	4.4	4.1	20.8	15.3
西城区	3.2	3.4	5.7	7.5	21.5	18.7	20.4	21.0	5.2	5.0	23.8	16.9
朝阳区	2.1	2.3	5.5	4.9	19.8	15.9	15.3	10.5	6.4	4.7	24.7	23.1
丰台区	3.1	1.9	7.2	5.9	23.8	19.8	20.4	15.3	6.0	4.4	16.7	13.8
石景山区	1.4	4.0	9.6	7.6	28.2	23.3	13.8	10.5	6.5	5.3	24.3	14.0
海淀区	2.9	2.9	7.6	7.7	26.5	22.1	20.7	17.4	5.5	4.0	20.4	17.5
门头沟区	1.8	2.1	6.5	3.8	23.6	18.2	19.3	14.8	8.4	6.4	21.1	17.4
房山区	2.3	1.1	4.2	4.7	19.0	14.3	12.0	8.8	8.6	6.0	34.0	21.0
通州区	3.3	3.2	3.8	2.4	14.8	8.9	15.8	12.1	7.8	4.5	23.3	21.2
顺义区	1.2	0.4	1.4	1.8	17.4	7.6	17.2	8.0	18.4	14.1	19.1	12.9
昌平区	0.8	1.4	1.9	1.2	7.4	5.8	7.5	4.6	4.8	3.2	36.0	21.9
大兴区	1.6	1.3	3.7	3.0	14.9	8.6	8.8	4.4	8.3	5.0	23.8	26.9
怀柔区	5.3	4.3	9.4	8.6	15.9	15.4	17.1	14.8	5.3	4.9	24.1	17.9
平谷区	1.6	1.7	9.9	6.8	24.7	8.5	13.7	13.7	13.7	17.1	14.3	16.2
密云区	1.5	1.7	7.5	8.5	24.8	23.3	14.3	12.1	19.5	22.4	8.3	10.3
延庆区	5.4	1.8	6.8	8.8	17.6	5.3	12.2	14.0	6.8	8.8	25.7	29.8

附表1-24 2016—2020年按主办单位分卫生技术人员数（人）

医疗卫生机构分类	2016年	2017年	2018年	2019年	2020年
卫生技术人员数	233356	245446	255221	268978	275566
政府办	153317	158666	161666	169446	174180
社会办	53584	56581	58829	60628	60729
个人办	26455	30199	34726	38904	40657
执业（助理）医师数	89142	94090	99325	104692	107131
政府办	55397	56951	59011	61429	63052
社会办	21631	23273	24267	25446	25105
个人办	12114	13866	16047	17817	18974
注册护士数	98002	103306	107175	114112	117933
政府办	66036	68682	69734	73897	76641
社会办	21678	22784	24005	24533	24893
个人办	10288	11840	13436	15682	16399

附表1-25 2016—2020年按主办单位分卫生技术人员构成（%）

医疗卫生机构分类	2016年	2017年	2018年	2019年	2020年
卫生技术人员	**100.0**	**100.0**	**100.0**	**100.0**	**100.0**
政府办	65.7	64.6	63.3	63.0	63.2
社会办	23.0	23.1	23.1	22.5	22.0
个人办	11.3	12.3	13.6	14.5	14.8
执业（助理）医师	**100.0**	**100.0**	**100.0**	**100.0**	**100.0**
政府办	62.1	60.5	59.4	58.7	58.9
社会办	24.3	24.7	24.4	24.3	23.4
个人办	13.6	14.7	16.2	17.0	17.7
注册护士	**100.0**	**100.0**	**100.0**	**100.0**	**100.0**
政府办	67.4	66.5	65.1	64.8	65.0
社会办	22.1	22.1	22.4	21.5	21.1
个人办	10.5	11.5	12.5	13.7	13.9

附表1-26 各类医疗卫生机构人员数（人）

机构分类	机构数（个）	人员数	卫生技术人员	执业（助理）医师	注册护士	其他技术人员	管理人员	工勤技能人员
2016年								
总计	**10618**	**299462**	**233682**	**89424**	**98046**	**16365**	**17710**	**28296**
医院	694	213492	168551	59598	78513	11274	13513	20154
基层医疗卫生机构	9676	65215	50944	25168	16016	2436	2402	6024
专业公共卫生机构	114	15287	11750	4223	3378	1001	851	1685
其他机构	134	5468	2437	435	139	1654	944	433
2020年								
总计	**11198**	**348258**	**276284**	**107777**	**118005**	**17985**	**21928**	**29400**
医院	720	237918	191415	68867	90019	10857	14991	20655
基层医疗卫生机构	10183	86456	68901	33595	23998	3744	4920	6230
专业公共卫生机构	111	15974	12656	4716	3727	906	815	1597
其他机构	184	7910	3312	599	261	2478	1202	918

附表1-27 各类医疗卫生机构人员构成（%）

机构分类	机构数	人员数	卫生技术人员	执业（助理）医师	注册护士	其他技术人员	管理人员	工勤技能人员
2016年								
总计	**100.0**	**100.0**	**100.0**	**100.0**	**100.0**	**100.0**	**100.0**	**100.0**
医院	6.5	71.3	72.1	66.6	80.1	68.9	76.3	71.2
基层医疗卫生机构	91.1	21.8	21.8	28.1	16.3	14.9	13.6	21.3
专业公共卫生机构	1.1	5.1	5.0	4.7	0.0	6.1	4.8	6.0
其他机构	1.3	1.8	1.0	0.5	0.1	10.1	5.3	1.5
2020年								
总计	**100.0**	**100.0**	**100.0**	**100.0**	**100.0**	**100.0**	**100.0**	**100.0**
医院	6.4	68.3	69.3	63.9	76.3	60.4	68.4	70.3
基层医疗卫生机构	90.9	24.8	24.9	31.2	20.3	20.8	22.4	21.2
专业公共卫生机构	1.0	4.6	4.6	4.4	3.2	5.0	3.7	5.4
其他机构	1.6	2.3	1.2	0.6	0.2	13.8	5.5	3.1

附表1-28　2016年各类医疗卫生机构人员数（人）

机构分类	合计	卫生技术人员	执业（助理）医师	执业医师	注册护士	药师（士）
总计	**299462**	**233682**	**89424**	**84295**	**98046**	**13672**
一、医院	213492	168551	59598	57903	78513	8963
综合医院	126865	103086	36176	35391	49170	4958
中医医院	27820	22061	9301	8939	8289	2086
中西医结合医院	11490	9297	3483	3336	4106	550
民族医医院	400	282	84	80	127	26
专科医院	46821	33779	10536	10140	16798	1341
口腔医院	4590	3638	1465	1428	1597	38
眼科医院	874	488	181	171	230	24
耳鼻咽喉科医院	259	197	80	80	92	11
肿瘤医院	5927	4355	1336	1326	2197	179
心血管病医院	3244	2761	688	687	1532	61
胸科医院	838	650	167	167	380	30
妇产（科）医院	4061	2757	794	773	1495	101
儿童医院	5469	4260	1358	1339	1948	229
精神病医院	5885	4250	1016	952	2298	213
传染病医院	4932	4180	1374	826	2347	133
皮肤病医院	874	348	110	107	192	22
骨科医院	1384	965	350	324	446	47

续表

机构分类	合计	卫生技术人员	执业（助理）医师	执业医师	注册护士	药师（士）
康复医院	1996	1458	436	426	631	60
整形外科医院	788	572	194	194	270	13
美容医院	1535	635	250	223	304	34
其他专科医院	5743	3843	1282	1117	1872	146
护理院	96	46	18	17	23	2
二、基层医疗卫生机构	65215	50944	25168	21948	16016	4355
社区卫生服务中心（站）	32795	27343	12109	10141	8241	3175
社区卫生服务中心	29753	24932	10952	9185	7583	2879
社区卫生服务站	3042	2411	1157	956	658	296
村卫生室	3735	326	282	158	44	
门诊部	15642	12075	6114	5571	4240	650
综合门诊部	6883	5305	2626	2458	1800	309
中医门诊部	2576	2018	1168	1083	373	271
中西医结合门诊部	34	30	13	12	11	4
专科门诊部	6149	4722	2307	2018	2056	66
诊所、卫生所（室）、医务室、护理站、中小学卫生保健所	13043	11200	6663	6078	3491	530
诊所	9100	7638	4515	4075	2374	406
卫生所（室）、医务室、中小学卫生保健所	3943	3562	2148	2003	1117	124

附表1-28　续表1

机构分类	技师（士）	检验师（士）	其他	见习医师	其他技术人员	管理人员	工勤技能人员
总计	**12129**	**8272**	**19257**	**3701**	**16365**	**17710**	**28296**
一、医院	8357	5241	13120	2451	11274	13513	20154
综合医院	5130	3199	7652	1315	5595	7058	11126
中医医院	1092	707	1293	425	1388	1852	2519
中西医结合医院	381	262	777	152	500	667	1026
民族医医院	16	8	29	0	41	32	45
专科医院	1735	1063	3369	559	3733	3895	5414
口腔医院	91	24	447	18	227	178	547
眼科医院	23	16	30	0	81	182	123
耳鼻咽喉科医院	11	7	3	0		55	7
肿瘤医院	250	108	393	43	623	492	457
心血管病医院	76	48	404	129	239	112	132
胸科医院	53	24	20	0	64	63	61
血液病医院				0			
妇产（科）医院	184	123	183	20	389	324	591
儿童医院	289	215	436	73	348	485	376
精神病医院	149	116	574	60	267	595	773
传染病医院	181	132	145	13	316	255	181
皮肤病医院	14	9	10	0	158	78	290

机构分类	技师（士）	检验师（士）	其他	见习医师	其他技术人员	管理人员	工勤技能人员
骨科医院	56	30	66	9	167	93	159
康复医院	52	32	279	37	106	181	251
整形外科医院	19	10	76	0	57	34	125
美容医院	39	29	8	8	366	218	316
其他专科医院	248	140	295	149	325	550	1025
护理院	3	2			17	9	24
二、基层医疗卫生机构	2128	1535	3277	963	2436	2402	6024
社区卫生服务中心（站）	1286	975	2532	888	1752	1360	2340
社区卫生服务中心	1194	898	2324	878	1613	1136	2072
社区卫生服务站	92	77	208	10	139	224	268
门诊部	670	443	401	38	684	1042	1841
综合门诊部	426	272	144	12	284	427	867
中医门诊部	107	87	99	18	87	178	293
中西医结合门诊部	2	2		0	1	3	
专科门诊部	135	82	158	8	312	434	681
诊所、卫生所（室）、医务室、护理站、中小学卫生保健所	172	117	344	37			1843
诊所	94	54	249	27			1462
卫生所（室）、医务室、中小学卫生保健所	78	63	95	10			381

附表1-28　续表2

机构分类	合计	卫生技术人员	执业（助理）医师	执业医师	注册护士	药师（士）
三、专业公共卫生机构	15287	11750	4223	4018	3378	319
疾病预防控制中心	3833	2954	1379	1340	142	11
中央属	517	216				
市属	424	350	144	144	6	1
区属	2276	1850	1054	1015	113	10
其他	616	538	181	181	23	
专科疾病防治院（所、站）	932	632	213	186	260	40
专科疾病防治院	431	269	82	76	132	11
职业病防治院	280	126	57	53	40	7
其他	151	143	25	23	92	4
专科疾病防治所（站、中心）	501	363	131	110	128	29
口腔病防治所（站、中心）	44	35	19	16	12	
精神病防治所（站、中心）	103	85	27	13	47	6
结核病防治所（站、中心）	313	220	73	70	69	23
职业病防治所（站、中心）	40	23	12	11		
妇幼保健院（所、站）	6597	5482	2160	2109	2321	254
市属	160	153	90	90	53	
区属	6437	5329	2070	2019	2268	254
妇幼保健院	6597	5482	2160	2109	2321	254
急救中心（站）	1748	908	431	348	322	13
采供血机构	854	577	34	29	328	1
卫生监督所（中心）	1262	1185				
市属	108	105				
区属	1154	1080				
计划生育技术服务中心（站）	61	12	6	6	5	
四、其他机构	5468	2437	435	426	139	35
医学科学研究机构	3328	1474	214	214	12	10
医学在职培训机构	165	26	3	3	11	
临床检验中心（所、站）	1118	581	52	44	7	3
其他	857	356	166	165	109	22

附表1-28 续表3

机构分类	技师（士）	检验师（士）	其他	见习医师	其他技术人员	管理人员	工勤技能人员
三、专业公共卫生机构	1282	1142	1394	287	1001	851	1685
疾病预防控制中心	720	703	685	53	449	248	182
中央属			216		205	54	42
市属	125	125	74		43	19	12
区属	561	545	112	50	164	148	114
其他	34	33	283	3	37	27	14
专科疾病防治院（所、站）	68	43	51	3	133	96	71
专科疾病防治院	22	11	22		78	52	32
职业病防治院	20	10	2		76	48	30
其他	2	1	20		2	4	2
专科疾病防治所（站、中心）	46	32	29	3	55	44	39
口腔病防治所（站、中心）	1	1	3		2	5	2
精神病防治所（站、中心）	3	3	2		6	4	8
结核病防治所（站、中心）	36	24	19	3	33	32	28
职业病防治所（站、中心）	6	4	5		14	2	1
其他						1	
妇幼保健院（所、站）	409	315	338	118	256	309	550
市属	9	9	1	1	5	2	
区属	400	306	337	117	251	307	550
妇幼保健院	409	315	338	118	256	309	550
急救中心（站）	6	2	136	113	46	129	665
采供血机构	78	78	136		82	23	172
卫生监督所（中心）			48		22	13	42
市属			5				3
区属			43		22	13	39
计划生育技术服务中心（站）	1	1			13	33	3
四、其他机构	362	354	1466		1654	944	433
医学科学研究机构	4	2	1234		1232	435	187
医学在职培训机构			12		49	62	28
临床检验中心（所、站）	322	322	197		197	175	165
其他	36	30	23		176	272	53

附表1-29　2020年各类医疗卫生机构人员数（人）

机构分类	合计	卫生技术人员	执业（助理）医师	执业医师	注册护士
总计	348258	276284	107777	101115	118005
一、医院	237918	191415	68867	66896	90019
综合医院	135568	111313	39165	38460	54163
中医医院	31417	25269	10828	10408	9675
中西医结合医院	15901	13168	5115	4907	5981
民族医医院	426	295	127	110	112
专科医院	54304	41223	13609	12988	20019
口腔医院	6640	5143	2137	2003	2378
眼科医院	1131	682	219	202	335
耳鼻咽喉科医院	447	298	117	99	135
肿瘤医院	6824	5309	1556	1530	2532
心血管病医院	3657	3177	838	837	1745
胸科医院	916	749	215	215	427
血液病医院	584	434	54	54	211
妇产（科）医院	5140	3597	1213	1175	1866
儿童医院	6024	4905	1833	1800	2078
精神病医院	6321	4623	1152	1089	2644
传染病医院	3309	2702	889	886	1320
皮肤病医院	641	366	122	110	199
骨科医院	1407	1119	429	397	532

续表

机构分类	合计	卫生技术人员	执业（助理）医师	执业医师	注册护士
康复医院	3239	2628	772	749	1130
整形外科医院	886	656	256	256	263
美容医院	2419	1486	610	542	736
其他专科医院	4719	3349	1197	1044	1488
护理院	302	147	23	23	69
二、基层医疗卫生机构	86456	68901	33595	29063	23998
社区卫生服务中心（站）	40221	33556	14654	12583	10659
社区卫生服务中心	36059	30245	13003	11140	9815
社区卫生服务站	4162	3311	1651	1443	844
村卫生室	3379	718	646	263	72
门诊部	21177	17090	8591	7621	6742
综合门诊部	7397	6026	2924	2778	2218
中医门诊部	2784	2242	1372	1270	426
中西医结合门诊部	30	26	13	12	8
专科门诊部	10966	8796	4282	3561	4090
诊所、卫生所（室）、医务室、护理站、中小学卫生保健所	21679	17537	9704	8596	6525
诊所	16864	13300	7457	6533	4861
卫生所（室）、医务室、中小学卫生保健所	4698	4136	2236	2056	1580
护理站	117	101	11	7	84

附表1-29　续表1

机构分类	药师（士）	检验师（士）	其他技术人员	管理人员	工勤技能人员
总计	15153	9788	17985	21928	29400
一、医院	9582	6025	10857	14991	20655
综合医院	4920	3395	5649	7609	10997
中医医院	2299	816	1361	1897	2890
中西医结合医院	800	429	586	920	1227
民族医医院	30	10	12	25	94
专科医院	1531	1373	3201	4518	5362
口腔医院	52	39	410	297	790
眼科医院	34	23	87	193	169
耳鼻咽喉科医院	11	15		27	122
肿瘤医院	195	134	660	527	328
心血管病医院	66	57	149	202	129
胸科医院	32	24	62	59	46
血液病医院	27	53	1	95	54
妇产（科）医院	139	209	221	355	967
儿童医院	235	265	257	483	379
精神病医院	217	132	283	642	773
传染病医院	140	139	227	247	133
皮肤病医院	19	12	34	83	158
骨科医院	55	37	33	90	165

续表

机构分类	药师（士）	检验师（士）	其他技术人员	管理人员	工勤技能人员
康复医院	93	65	144	233	234
整形外科医院	14	10		117	113
美容医院	58	49	378	246	309
其他专科医院	144	110	255	622	493
护理院	2	2	48	22	85
二、基层医疗卫生机构	5182	1960	3744	4920	6230
社区卫生服务中心（站）	3921	1304	2006	1729	2930
社区卫生服务中心	3432	1191	1880	1448	2486
社区卫生服务站	489	113	126	281	444
门诊部	633	469	826	1540	1721
综合门诊部	270	299	221	483	667
中医门诊部	277	78	93	236	213
中西医结合门诊部	3	1		3	1
专科门诊部	83	91	512	818	840
诊所、卫生所（室）、医务室、护理站、中小学卫生保健所	628	187	912	1651	1579
诊所	455	126	745	1432	1387
卫生所（室）、医务室、中小学卫生保健所	173	61	160	210	192
护理站			7	9	

附表1-29　续表2

机构分类	合计	卫生技术人员	执业（助理）医师	执业医师	注册护士
三、专业公共卫生机构	15974	12656	4716	4560	3727
疾病预防控制中心	3685	3092	1438	1427	143
中央属	491	417			
市属	408	347	150	150	8
区属	2228	1826	1109	1100	99
其他	558	502	179	177	36
专科疾病防治院（所、站）	1063	697	243	227	303
专科疾病防治院	512	277	93	87	142
职业病防治院	330	130	62	58	42
其他	182	147	31	29	100
专科疾病防治所（站、中心）	551	420	150	140	161
口腔病防治所（站、中心）	44	37	19	16	12
精神病防治所（站、中心）	211	157	39	38	98
结核病防治所（站、中心）	273	205	80	75	48
职业病防治所（站、中心）	22	21	12	11	3
妇幼保健院（所、站）	6965	5865	2465	2413	2456
市属	158	148	92	92	48
区属	6807	5717	2373	2321	2408
妇幼保健院	6965	5865	2465	2413	2456
急救中心（站）	2252	1252	541	468	489
采供血机构	745	574	29	25	336
卫生监督所（中心）	1219	1176			
市属	115	114			
区属	1104	1062			
计划生育技术服务中心（站）	45				
四、其他机构	7910	3312	599	596	261
医学科学研究机构	3720	1509	252	252	2
医学在职培训机构	121	17			3
临床检验中心（所、站）	2694	1182	124	121	23
其他	1375	604	223	223	233

附表1-29 续表3

机构分类	药师（士）	检验师（士）	其他技术人员	管理人员	工勤技能人员
三、专业公共卫生机构	354	1106	906	815	1597
疾病预防控制中心	8	653	246	222	125
中央属			16	40	18
市属		119	32	21	8
区属	8	496	173	140	89
其他		38	25	21	10
专科疾病防治院（所、站）	42	53	220	90	56
专科疾病防治院	12	12	155	50	30
职业病防治院	7	11	126	49	25
其他	5	1	29	1	5
专科疾病防治所（站、中心）	30	41	65	40	26
口腔病防治所（站、中心）	2	1	1	5	1
精神病防治所（站、中心）	9		20	21	13
结核病防治所（站、中心）	18	37	44	12	12
职业病防治所（站、中心）	1	3		1	
其他				1	
妇幼保健院（所、站）	275	321	251	289	560
市属		2	4	6	
区属	275	319	247	283	560
妇幼保健院	275	321	251	289	560
急救中心（站）	28	7	109	141	750
采供血机构	1	72	78	18	75
卫生监督所（中心）			2	11	30
市属					1
区属			2	11	29
计划生育技术服务中心（站）				44	1
四、其他机构	35	697	2478	1202	918
医学科学研究机构	17	1	1702	424	85
医学在职培训机构			23	64	17
临床检验中心（所、站）	1	640	536	370	606
其他	17	56	217	344	210

附录二　医院人力情况

附表 2-1　2016—2020 年医院人员数（人）

分类	2016年	2017年	2018年	2019年	2020年
人员总数	**213492**	**222822**	**226195**	**234937**	**237918**
卫生技术人员	168551	176272	180055	187819	191415
执业（助理）医师	59598	62547	65146	67865	68867
注册护士	78513	81988	83456	87746	90019
药师（士）	8963	9221	9229	9529	9582
技师（士）	8357	8691	8892	9343	9516
其他技术人员	11274	11615	10748	10600	10857
管理人员	13513	14579	14750	15188	14991
工勤技能人员	20154	20356	20642	21330	20655

附表 2-2　2020 年医院人员数（人）

机构分类	合计	卫生技术人员	执业（助理）医师	注册护士	药师（士）	技师（士）	其他技术人员	管理人员	工勤技能人员
总计	**237918**	**191415**	**68867**	**90019**	**9582**	**9516**	**10857**	**14991**	**20655**
按经济类型分									
公立医院	183083	151051	53049	71916	7323	7347	8446	9948	13638
民营医院	54835	40364	15818	18103	2259	2169	2411	5043	7017
按主办单位分									
政府办	162234	133991	46717	64291	6468	6496	7856	8368	12019
社会办	50368	39067	14620	17712	2030	2144	1520	4277	5504
个人办	25316	18357	7530	8016	1084	876	1481	2346	3132
按管理类别分									
非营利性	200450	164977	58322	78341	8096	8054	8965	11342	15166
营利性	37468	26438	10545	11678	1486	1462	1892	3649	5489
按医院等级分									
三级医院	158854	131079	45367	63449	5940	6279	7387	8922	11466
二级医院	50572	39671	14134	18743	2094	2191	1823	3191	5887
一级医院	26285	19200	8897	7192	1476	955	1493	2612	2980

附表2-3　各类医院人员数（人）

机构分类	机构数（个）	人员数	卫生技术人员	执业（助理）医师	注册护士	其他技术人员	管理人员	工勤技能人员
2016年								
总计	**694**	**213492**	**168551**	**59598**	**78513**	**11274**	**13513**	**20154**
综合医院	300	126865	103086	36176	49170	5595	7058	11126
中医医院	164	27820	22061	9301	8289	1388	1852	2519
中西医结合医院	38	11490	9297	3483	4106	500	667	1026
民族医医院	3	400	282	84	127	41	32	45
专科医院	181	46821	33779	10536	16798	3733	3895	5414
护理院	8	96	46	18	23	17	9	24
2020年								
合计	**720**	**237918**	**191415**	**68867**	**90019**	**10857**	**14991**	**20655**
综合医院	259	135568	111313	39165	54163	5649	7609	10997
中医医院	180	31417	25269	10828	9675	1361	1897	2890
中西医结合医院	45	15901	13168	5115	5981	586	920	1227
民族医医院	4	426	295	127	112	12	25	94
专科医院	221	54304	41223	13609	20019	3201	4518	5362
护理院	11	302	147	23	69	48	22	85

附表2-4　各类医院人员构成（%）

机构分类	机构数	人员数	卫生技术人员	执业（助理）医师	注册护士	其他技术人员	管理人员	工勤技能人员
2016年								
总计	100.0	100.0	100.0	100.0	100.0	100.0	100.0	100.0
综合医院	43.2	59.4	61.2	60.7	62.6	49.6	52.2	55.2
中医医院	23.6	13.0	13.1	15.6	10.6	12.3	13.7	12.5
中西医结合医院	5.5	5.4	5.5	5.8	5.2	4.4	4.9	5.1
民族医医院	0.4	0.2	0.2	0.1	0.2	0.4	0.2	0.2
专科医院	26.1	21.9	20.0	17.7	21.4	33.1	28.8	26.9
护理院	1.2	0.0	0.0	0.0	0.0	0.2	0.1	0.1
2020年								
合计	100.0	100.0	100.0	100.0	100.0	100.0	100.0	100.0
综合医院	36.0	57.0	58.2	56.9	60.2	52.0	50.8	53.2
中医医院	25.0	13.2	13.2	15.7	10.7	12.5	12.7	14.0
中西医结合医院	6.3	6.7	6.9	7.4	6.6	5.4	6.1	5.9
民族医医院	0.6	0.2	0.2	0.2	0.1	0.1	0.2	0.5
专科医院	30.7	22.8	21.5	19.8	22.2	29.5	30.1	26.0
护理院	1.5	0.1	0.1	0.0	0.1	0.4	0.1	0.4

附表2-5　医院人员性别、年龄及工作年限构成（%）

分类	卫生技术人员		执业（助理）医师		注册护士		管理人员	
	2016年	2020年	2016年	2020年	2016年	2020年	2016年	2020年
总计	**100.0**	**100.0**	**100.0**	**100.0**	**100.0**	**100.0**	**100.0**	**100.0**
按性别分								
男	22.8	23.3	45.5	43.8	3.3	5.0	36.5	36.5
女	77.2	76.7	54.5	56.2	96.7	95.0	63.5	63.5
按年龄分								
25岁以下	8.2	7.0	0.0	0.2	13.4	11.7	3.0	1.7
25～34岁	42.9	40.6	21.8	23.0	51.5	49.9	30.2	28.1
35～44岁	24.0	27.9	37.3	36.4	18.3	22.9	22.8	31.5
45～54岁	18.0	17.1	26.0	24.9	14.7	13.1	28.1	23.1
55～59岁	2.7	4.0	4.6	7.5	1.4	1.8	9.3	10.0
60岁及以上	4.2	3.4	10.3	8.0	0.7	0.6	6.6	5.6
按工作年限分								
5年以下	35.7	17.8	18.5	11.4	40.1	20.2	25.7	13.1
5～9年	21.2	33.6	20.0	25.9	24.1	37.0	18.5	26.4
10～19年	21.5	25.8	30.2	29.6	18.9	25.3	22.9	28.0
20～29年	15.7	15.1	19.5	20.7	14.6	12.6	20.6	18.9
30年及以上	5.9	7.8	11.8	12.4	2.3	4.9	12.3	13.7

附表2-6　医院人员聘任技术职务构成（%）

分类	卫生技术人员		执业（助理）医师		注册护士		管理人员	
	2016年	2020年	2016年	2020年	2016年	2020年	2016年	2020年
按聘任技术职务分	**100.0**	**100.0**	**100.0**	**100.0**	**100.0**	**100.0**	**100.0**	**100.0**
正高	3.4	3.6	10.5	10.5	0.1	0.1	2.7	2.8
副高	7.0	7.1	20.0	18.5	0.7	0.9	5.5	5.8
中级	21.0	21.6	32.4	31.1	15.3	16.4	20.3	19.2
师级/助理	28.0	28.9	30.6	28.9	26.8	29.5	17.7	15.2
士级	21.1	18.8	1.4	1.5	37.3	32.8	5.9	4.3
待聘	19.6	20.0	5.0	9.5	19.8	20.3	22.5	16.3

附表2-7　医院人员学历及所学专业构成（%）

分类	卫生技术人员		执业（助理）医师		注册护士		管理人员	
	2016年	2020年	2016年	2020年	2016年	2020年	2016年	2020年
按学历分								
研究生	16.3	19.1	38.7	46.2	0.4	0.8	15.0	19.4
大学本科	27.0	30.2	43.9	37.7	15.1	23.9	44.1	43.9
大专	38.1	35.0	13.2	12.3	55.9	51.3	27.4	23.7
中专	18.3	15.2	4.1	3.6	28.4	23.7	8.2	8.5
高中及以下	0.4	0.4	0.2	0.3	0.2	0.3	5.3	4.5
按所学专业分								
基础医学	2.2	1.6	3.4	2.4	0.2	0.2	2.2	1.8
预防医学	0.4	0.3	0.7	0.5	0.0	0.0	1.3	1.1
临床医学与医学技术	33.4	28.9	73.0	61.4	0.6	0.7	10.1	9.6
口腔医学	2.2	1.8	5.9	4.8	0.1	0.0	0.3	0.2
中医学	6.1	6.1	16.2	16.0	0.1	0.1	2.6	2.6
护理学	48.5	40.1	0.2	0.2	98.2	81.6	10.9	9.7
药学类	5.5	4.4	0.2	0.2	0.1	0.1	4.6	3.9
卫生管理	0.4	0.4	0.1	0.1	0.1	0.1	13.4	12.5
经济学	0.3	0.2	0.0	0.0	0.2	0.1	22.6	16.3
法学	0.1	0.1	0.1	0.0	0.2	0.1	6.6	4.8
其他	1.0	16.2	0.2	14.3	0.3	17.0	25.3	37.4

附表2-8 医院分科执业（助理）医师数及构成

科室分类	人数（人）		构成（%）	
	2016年	2020年	2016年	2020年
总计	71743	90121	100.0	100.0
预防保健科	1984	2314	2.8	2.6
全科医疗科	4415	4888	6.2	5.4
内科	13321	15562	18.6	17.3
外科	8382	10012	11.7	11.1
儿科	1772	2358	2.5	2.6
妇产科	4126	4449	5.8	4.9
眼科	1238	1552	1.7	1.7
耳鼻咽喉科	900	1084	1.3	1.2
口腔科	5972	8886	8.3	9.9
皮肤科	692	906	1.0	1.0
医疗美容科	173	649	0.2	0.7
精神科	879	1074	1.2	1.2
传染科	463	440	0.6	0.5
结核病科	86	73	0.1	0.1
地方病科	1	0	0.0	0.0
肿瘤科	693	879	1.0	1.0
急诊医学科	1207	1858	1.7	2.1
康复医学科	406	577	0.6	0.6
运动医学科	88	105	0.1	0.1
职业病科	58	57	0.1	0.1
麻醉科	1757	2297	2.4	2.5
医学检验科	230	293	0.3	0.3
病理科	450	616	0.6	0.7
重症医学科	595	760	0.8	0.8
临终关怀科	25	23	0.0	0.0
疼痛科	25	85	0.0	0.1
医学影像科	4409	5385	6.1	6.0
中医科	10758	13830	15.0	15.3
民族医学科	24	51	0.0	0.1
中西医结合科	249	332	0.3	0.4
其他	6365	8726	8.9	9.7

附表2-9　医院医师执业类别数及构成

分类	执业（助理）医师数（万人）		构成（%）	
	2016年	2020年	2016年	2020年
总计	8.9	10.7	100.0	100.0
临床	6.0	6.9	67.9	65.0
中医	1.7	2.2	19.2	20.3
口腔	0.8	1.2	9.4	11.6
公共卫生	0.3	0.3	3.6	3.1

附表2-10　全市分区医院卫生人员数（人）

地区	合计		卫生技术人员		其他技术人员		管理人员		工勤技能人员	
	2016年	2020年	2016年	2020年	2016年	2020年	2016年	2020年	2016年	2020年
全市	213492	237918	168551	191415	11274	10857	13513	14991	20154	20655
东城区	26462	26621	20954	20794	1454	1307	1534	1689	2520	2831
西城区	33985	37535	28314	32108	1829	1801	1824	1969	2018	1657
朝阳区	45548	48716	34620	38366	3032	2547	3221	3295	4675	4508
丰台区	17973	22842	14013	18500	862	1095	1349	1517	1749	1730
石景山区	7713	8300	6162	6744	312	325	405	500	834	731
海淀区	25400	31765	19998	25447	1605	1620	1684	2091	2113	2607
门头沟区	3238	3373	2544	2703	90	114	206	229	398	327
房山区	9232	9504	7147	7397	293	310	541	642	1251	1155
通州区	6565	6678	5355	5417	289	303	380	274	541	684
顺义区	5445	5936	4200	4607	365	292	306	458	574	579
昌平区	14115	17132	10604	13133	600	581	948	1142	1963	2276
大兴区	8759	9583	6953	7859	266	245	665	743	875	736
怀柔区	2584	2702	2171	2259	102	92	141	139	170	212
平谷区	2828	2964	2293	2450	47	79	239	196	249	239
密云区	2160	2578	1914	2168	82	73	48	83	116	254
延庆区	1485	1689	1309	1463	46	73	22	24	108	129

附表2-11　全市分区医院卫生技术人员数（人）

地区	执业（助理）医师		注册护士		药师（士）		技师（士）	
	2016年	2020年	2016年	2020年	2016年	2020年	2016年	2020年
全市	**59598**	**68867**	**78513**	**90019**	**8963**	**9582**	**8357**	**9516**
东城区	7927	7934	9266	9386	1162	1182	1085	1025
西城区	9382	10902	13707	15573	1503	1538	1337	1514
朝阳区	12493	14292	16237	17875	1719	1662	1756	1913
丰台区	4978	6813	6646	8760	806	936	756	1043
石景山区	2198	2351	2822	3129	304	304	234	251
海淀区	6987	8995	9230	11932	1051	1288	960	1180
门头沟区	822	881	1172	1254	147	143	160	176
房山区	2432	2559	3216	3506	418	446	318	368
通州区	1931	2043	2299	2564	283	251	271	275
顺义区	1538	1725	1867	2096	210	259	208	255
昌平区	3521	4411	5309	6534	576	732	501	634
大兴区	2460	2790	3330	3688	306	352	383	455
怀柔区	842	837	846	922	145	138	109	119
平谷区	771	826	1171	1221	133	141	91	120
密云区	845	956	764	870	128	133	120	108
延庆区	471	552	631	709	72	77	68	80

附表2-12 全市分区医院卫生技术人员年龄构成（%）

地区	25岁以下		25～34岁		35～44岁		45～54岁		55～59岁		60岁及以上	
	2016年	2020年	2016年	2020年	2016年	2020年	2016年	2020年	2016年	2020年	2016年	2020年
全市	**8.2**	**7.0**	**42.9**	**40.6**	**24.0**	**27.9**	**18.0**	**17.1**	**2.7**	**4.0**	**4.2**	**3.4**
东城区	6.4	5.3	35.2	34.2	28.9	30.6	22.5	21.2	3.3	5.5	3.7	3.3
西城区	8.0	7.4	41.8	40.0	25.6	27.8	19.4	18.8	2.6	4.3	2.6	1.7
朝阳区	6.7	7.3	42.6	40.6	24.6	28.1	17.7	15.7	3.3	4.3	5.2	4.0
丰台区	11.0	7.7	42.2	39.0	21.7	27.3	17.1	17.7	2.7	4.1	5.4	4.2
石景山区	9.9	8.8	43.3	41.0	19.5	24.9	19.1	17.4	2.2	3.6	6.0	4.3
海淀区	8.3	6.7	44.6	41.5	24.5	28.9	16.7	16.1	2.5	3.8	3.4	2.9
门头沟区	10.3	8.1	41.0	41.7	20.6	25.0	19.8	18.4	2.9	3.5	5.4	3.3
房山区	7.1	6.0	49.8	41.0	23.1	31.5	14.5	15.3	1.8	2.5	3.7	3.6
通州区	14.6	8.6	44.2	45.5	21.5	24.7	15.9	16.0	1.5	2.4	2.3	2.7
顺义区	5.5	6.0	43.1	41.9	23.2	23.9	19.8	19.7	2.8	4.6	5.6	3.9
昌平区	11.4	8.2	48.3	46.9	18.8	24.6	14.1	12.3	1.8	2.9	5.5	5.1
大兴区	8.1	8.1	52.2	44.2	22.0	29.7	10.6	12.0	2.5	2.6	4.5	3.5
怀柔区	12.5	5.8	44.7	46.5	19.7	24.2	16.5	16.4	1.4	2.5	5.3	4.7
平谷区	7.6	4.1	55.5	48.2	17.6	26.4	15.5	16.8	0.8	2.7	3.1	1.9
密云区	3.0	0.4	34.3	30.4	27.0	28.7	25.5	28.0	4.2	5.3	6.0	7.1
延庆区	0.9	5.7	40.9	38.9	23.0	26.0	27.2	22.3	3.4	3.7	4.7	3.3

附表2-13　全市分区医院执业（助理）医师年龄构成（%）

地区	25岁以下		25～34岁		35～44岁		45～54岁		55～59岁		60岁及以上	
	2016年	2020年	2016年	2020年	2016年	2020年	2016年	2020年	2016年	2020年	2016年	2020年
全市	0.0	0.2	21.8	23.0	37.3	36.4	26.0	24.9	4.6	7.5	10.3	8.0
东城区	0.0	0.1	17.4	17.5	39.3	34.1	30.1	30.5	5.0	10.1	8.2	7.6
西城区	0.0	0.0	22.5	26.6	38.3	35.7	27.4	25.2	5.1	8.2	6.7	4.4
朝阳区	0.0	0.6	16.0	22.5	39.0	36.1	26.8	24.0	5.9	8.0	12.3	8.8
丰台区	0.0	0.1	24.0	21.0	35.0	36.9	22.5	24.4	4.9	8.0	13.5	9.7
石景山区	0.0	0.1	28.4	22.8	30.7	35.8	24.4	25.3	3.4	6.8	13.1	9.2
海淀区	0.0	0.2	22.6	21.6	37.9	37.6	27.0	25.5	4.6	8.5	7.8	6.7
门头沟区	0.0	0.0	25.6	21.1	30.4	35.1	25.6	25.9	3.5	7.7	14.9	10.2
房山区	0.1	0.3	27.6	15.2	38.1	46.1	22.0	25.0	2.6	4.1	9.7	9.3
通州区	0.0	0.3	24.0	30.3	40.4	36.4	25.2	22.6	3.1	4.1	7.2	6.3
顺义区	0.0	0.3	17.9	25.1	36.7	32.3	28.4	27.6	2.6	5.9	14.4	8.9
昌平区	0.1	0.2	28.7	28.0	32.0	35.0	20.5	19.0	3.5	5.4	15.2	12.4
大兴区	0.1	0.4	22.8	25.8	43.1	42.0	17.8	19.2	4.0	4.4	12.2	8.2
怀柔区	0.1	0.4	34.9	25.4	29.0	35.5	22.1	22.5	2.3	5.0	11.5	11.3
平谷区	0.1	0.0	38.6	30.4	29.8	37.4	21.9	22.3	1.3	4.8	8.2	5.0
密云区	0.0	0.0	17.3	10.8	33.1	29.6	33.5	40.8	4.0	5.0	12.1	13.8
延庆区	0.0	0.0	19.4	26.9	32.0	29.0	33.0	28.2	3.7	7.2	11.9	8.7

附表2-14　全市分区医院注册护士年龄构成（%）

地区	25岁以下		25～34岁		35～44岁		45～54岁		55～59岁		60岁及以上	
	2016年	2020年	2016年	2020年	2016年	2020年	2016年	2020年	2016年	2020年	2016年	2020年
全市	**13.4**	**11.7**	**51.5**	**49.9**	**18.3**	**22.9**	**14.7**	**13.1**	**1.4**	**1.8**	**0.7**	**0.6**
东城区	12.0	9.5	42.4	42.0	24.4	28.6	18.8	16.7	1.7	2.5	0.8	0.6
西城区	13.2	13.1	49.6	47.5	20.5	22.9	15.3	14.4	1.1	1.8	0.3	0.2
朝阳区	11.3	11.9	54.4	50.9	18.0	23.2	13.8	11.2	1.6	1.9	0.9	0.9
丰台区	18.6	13.6	49.8	49.4	15.2	21.3	14.6	13.9	1.0	1.3	0.8	0.6
石景山区	15.4	12.2	52.9	51.8	12.3	19.1	17.0	13.8	1.2	1.7	1.3	1.4
海淀区	13.6	10.9	54.8	51.8	18.6	24.3	11.6	11.3	0.9	1.3	0.6	0.5
门头沟区	15.3	12.6	39.4	45.7	20.7	20.4	20.9	19.2	2.9	1.7	0.8	0.4
房山区	10.1	9.0	56.8	51.3	19.0	25.0	12.2	12.4	1.3	1.7	0.6	0.5
通州区	23.3	15.3	45.8	52.8	15.4	17.9	14.5	12.8	0.9	1.0	0.2	0.3
顺义区	6.0	10.0	49.2	47.5	19.9	19.1	20.8	18.1	3.4	4.6	0.8	0.6
昌平区	17.4	13.1	55.7	57.1	13.0	18.5	12.5	9.4	0.8	1.2	0.6	0.7
大兴区	12.4	12.1	62.2	53.4	14.6	23.3	8.5	9.1	1.4	1.4	1.0	0.7
怀柔区	18.9	8.6	52.6	58.1	12.8	18.7	14.7	13.3	0.7	0.7	0.2	0.7
平谷区	8.1	4.5	65.1	59.5	11.9	21.0	14.1	13.4	0.4	1.7	0.3	0.1
密云区	6.3	0.3	35.5	37.0	24.9	27.1	27.2	24.7	5.1	7.5	1.1	3.4
延庆区	1.1	8.3	53.5	48.8	15.2	24.8	26.1	16.6	4.1	1.1	0.0	0.3

附表 2-15　全市分区医院管理人员年龄构成（%）

地区	25岁以下		25～34岁		35～44岁		45～54岁		55～59岁		60岁及以上	
	2016年	2020年	2016年	2020年	2016年	2020年	2016年	2020年	2016年	2020年	2016年	2020年
全市	3.0	1.7	30.2	28.1	22.8	31.5	28.1	23.1	9.3	10.0	6.6	5.6
东城区	1.4	0.6	26.4	27.1	21.8	29.2	32.2	24.9	10.7	12.5	7.4	5.6
西城区	3.2	1.4	28.8	29.8	20.7	30.8	30.3	22.9	11.6	10.8	5.4	4.2
朝阳区	2.1	0.8	26.3	23.2	24.6	36.0	27.4	23.6	10.5	10.0	9.0	6.5
丰台区	0.9	3.1	26.0	27.5	19.7	28.7	33.6	25.0	10.6	10.8	9.2	4.9
石景山区	1.0	0.8	22.1	25.8	25.5	28.2	37.2	29.4	9.4	10.9	4.7	5.0
海淀区	1.6	1.8	35.1	31.6	24.8	33.5	27.9	21.8	6.8	7.6	3.6	3.7
门头沟区	0.5	1.3	25.3	25.8	14.2	26.5	36.3	29.1	15.8	10.6	7.9	6.6
房山区	3.4	2.5	31.0	27.9	21.4	29.3	32.4	22.4	5.6	10.1	6.2	7.8
通州区	9.3	2.2	40.2	41.1	20.5	30.0	22.0	17.8	4.2	6.3	3.9	2.6
顺义区	1.1	0.8	22.3	17.1	31.4	28.8	26.6	28.3	9.9	17.9	8.8	7.1
昌平区	9.6	4.2	49.0	38.2	20.5	29.4	12.6	16.9	4.5	5.2	3.8	6.1
大兴区	4.2	1.6	29.9	21.5	30.1	37.0	20.4	19.7	9.2	11.3	6.2	8.9
怀柔区	1.7	0.0	34.2	19.8	16.7	37.7	35.8	25.5	7.5	15.1	4.2	1.9
平谷区	5.8	2.0	26.9	20.4	24.0	26.5	35.6	30.6	5.8	6.1	1.9	14.3
密云区	0.0	0.0	13.5	14.6	23.1	22.9	25.0	22.9	19.2	10.4	19.2	29.2
延庆区	3.7	4.5	29.6	36.4	14.8	13.6	37.0	27.3	7.4	9.1	7.4	9.1

附表2-16　全市分区医院卫生技术人员学历构成（%）

地区	研究生		大学本科		大专		中专		高中及以下	
	2016年	2020年	2016年	2020年	2016年	2020年	2016年	2020年	2016年	2020年
全市	**16.3**	**19.1**	**27.0**	**30.2**	**38.1**	**35.0**	**18.3**	**15.2**	**0.4**	**0.4**
东城区	21.3	22.9	27.5	31.8	33.4	31.6	17.6	13.6	0.3	0.2
西城区	20.8	25.2	24.6	27.9	40.7	33.3	13.6	13.3	0.4	0.4
朝阳区	16.6	20.1	25.2	31.3	39.2	37.0	18.7	11.4	0.4	0.3
丰台区	13.3	18.3	26.9	29.1	38.7	34.0	20.9	18.5	0.3	0.2
石景山区	16.2	17.4	26.8	30.0	41.5	40.0	14.9	12.4	0.6	0.2
海淀区	21.0	23.6	26.6	31.7	37.0	34.2	15.1	9.6	0.3	1.0
门头沟区	7.6	8.9	29.8	30.1	38.7	39.3	23.4	21.4	0.5	0.3
房山区	4.7	6.0	29.5	32.0	40.2	41.5	24.8	20.1	0.8	0.4
通州区	15.8	18.3	27.9	28.3	30.8	33.3	24.9	20.0	0.5	0.1
顺义区	9.0	9.8	30.1	25.7	36.9	33.1	23.6	30.1	0.4	1.3
昌平区	10.5	13.6	28.6	27.6	38.8	34.9	21.7	23.2	0.4	0.7
大兴区	9.8	11.9	33.8	37.6	41.1	37.9	14.8	12.4	0.2	0.3
怀柔区	7.5	9.8	37.6	36.3	30.6	29.9	24.1	23.9	0.2	0.1
平谷区	6.5	7.8	24.6	20.8	30.2	30.9	38.2	40.0	0.6	0.6
密云区	6.2	7.8	27.4	27.7	43.8	40.8	22.3	23.7	0.2	0.1
延庆区	6.5	9.8	33.7	33.0	42.3	42.7	17.3	14.4	0.2	0.1

附表2-17　全市分区医院执业（助理）医师学历构成（%）

地区	研究生		大学本科		大专		中专		高中及以下	
	2016年	2020年	2016年	2020年	2016年	2020年	2016年	2020年	2016年	2020年
全市	**38.7**	**46.2**	**43.9**	**37.7**	**13.2**	**12.3**	**4.1**	**3.6**	**0.2**	**0.3**
东城区	46.6	51.6	44.3	39.3	7.0	6.9	2.1	2.0	0.1	0.1
西城区	53.8	63.9	37.3	29.5	7.0	5.0	1.6	1.4	0.2	0.2
朝阳区	37.8	46.8	44.3	36.2	14.1	14.2	3.6	2.8	0.2	0.1
丰台区	31.2	44.7	45.1	38.7	18.7	13.0	4.9	3.4	0.2	0.2
石景山区	39.3	44.4	44.4	41.3	12.4	11.2	3.7	3.0	0.3	0.1
海淀区	53.5	56.7	36.3	33.1	8.1	8.1	2.0	1.4	0.1	0.7
门头沟区	16.8	22.3	55.9	53.3	18.0	16.6	9.1	7.7	0.2	0.2
房山区	10.1	13.9	57.8	53.6	22.1	24.3	9.3	7.7	0.6	0.5
通州区	31.7	42.8	50.2	40.5	12.1	12.1	5.8	4.4	0.2	0.2
顺义区	16.9	22.1	53.6	44.5	20.8	24.0	8.3	8.7	0.4	0.8
昌平区	27.7	35.5	41.9	35.9	23.3	19.7	6.7	8.2	0.4	0.7
大兴区	22.0	31.2	53.2	47.8	18.3	16.5	6.1	4.3	0.3	0.2
怀柔区	17.9	19.6	55.9	50.2	17.5	18.1	8.5	11.9	0.1	0.2
平谷区	18.1	21.8	49.3	45.8	18.9	18.4	13.4	13.4	0.4	0.6
密云区	8.6	10.9	44.6	45.2	35.6	34.1	11.2	9.7	0.0	0.0
延庆区	15.9	25.0	57.8	55.2	21.6	18.8	4.5	0.9	0.2	0.0

附表2-18　全市分区医院注册护士学历构成（%）

地区	研究生		大学本科		大专		中专		高中及以下	
	2016年	2020年	2016年	2020年	2016年	2020年	2016年	2020年	2016年	2020年
全市	**0.4**	**0.8**	**15.1**	**23.9**	**55.9**	**51.3**	**28.4**	**23.7**	**0.2**	**0.3**
东城区	0.5	0.6	15.6	26.7	53.1	49.5	30.7	23.1	0.1	0.1
西城区	0.5	0.9	15.3	24.7	63.8	53.5	20.3	20.5	0.1	0.4
朝阳区	0.5	1.6	12.6	27.4	56.5	52.8	30.2	18.0	0.2	0.2
丰台区	0.2	0.5	13.5	20.3	54.4	49.6	31.7	29.4	0.2	0.2
石景山区	0.5	0.5	14.8	21.0	60.9	59.8	23.3	18.4	0.6	0.3
海淀区	0.5	1.1	19.2	30.7	56.5	52.2	23.7	15.3	0.1	0.7
门头沟区	0.1	0.1	11.1	13.8	54.5	55.0	34.1	31.1	0.3	0.1
房山区	0.1	0.1	10.6	15.2	54.0	55.8	35.0	28.7	0.3	0.2
通州区	0.3	0.3	15.9	19.9	43.6	48.0	39.8	31.8	0.4	0.1
顺义区	0.0	0.0	11.6	9.9	50.3	38.1	37.8	50.3	0.3	1.7
昌平区	0.3	0.2	19.9	19.8	49.7	45.5	29.9	34.2	0.2	0.4
大兴区	0.2	0.3	19.8	28.6	59.3	52.9	20.5	18.1	0.1	0.1
怀柔区	0.0	0.0	17.8	20.5	40.3	40.2	41.8	39.3	0.0	0.0
平谷区	0.0	0.0	7.1	4.1	35.8	37.7	56.8	57.9	0.2	0.2
密云区	0.0	0.0	7.2	7.6	57.9	52.3	34.6	40.1	0.3	0.0
延庆区	0.0	0.0	15.6	17.2	56.1	56.8	28.3	26.0	0.0	0.0

附表2-19　全市分区医院管理人员学历构成（%）

地区	研究生		大学本科		大专		中专		高中及以下	
	2016年	2020年	2016年	2020年	2016年	2020年	2016年	2020年	2016年	2020年
全市	**15.0**	**19.4**	**44.1**	**43.9**	**27.4**	**23.7**	**8.2**	**8.5**	**5.3**	**4.5**
东城区	18.8	23.6	46.0	49.6	21.9	18.8	8.9	5.8	4.5	2.3
西城区	19.1	25.5	45.1	41.9	26.4	17.4	5.6	9.2	3.8	6.0
朝阳区	17.4	22.0	42.2	44.3	27.0	24.1	8.5	5.8	4.9	3.9
丰台区	12.4	15.0	41.9	41.5	29.6	27.5	9.0	10.8	7.1	5.3
石景山区	11.7	16.3	50.3	43.9	24.8	24.3	7.7	11.3	5.4	4.2
海淀区	22.3	30.2	41.8	43.4	24.8	17.9	7.0	6.4	4.1	2.0
门头沟区	3.2	6.6	37.9	35.8	38.9	41.1	11.1	11.3	8.9	5.3
房山区	2.3	3.4	40.0	42.1	36.6	35.9	15.2	14.2	5.9	4.3
通州区	5.4	10.0	49.0	45.9	32.8	33.3	9.3	7.0	3.5	3.7
顺义区	4.0	2.1	54.7	51.7	28.1	28.3	7.7	9.6	5.5	8.3
昌平区	13.2	14.5	44.4	41.0	29.6	26.2	7.0	11.1	5.7	7.3
大兴区	6.5	6.6	49.3	50.4	28.6	30.4	7.0	7.6	8.7	5.0
怀柔区	3.3	5.7	55.0	45.3	25.0	28.3	11.7	18.9	5.0	1.9
平谷区	1.9	4.1	30.8	24.5	36.5	26.5	17.3	22.4	13.5	22.4
密云区	0.0	0.0	11.5	10.4	53.8	47.9	15.4	22.9	19.2	18.8
延庆区	11.1	13.6	44.4	45.5	37.0	36.4	0.0	0.0	7.4	4.5

附表 2-20　全市分区医院卫生技术人员聘任技术职务构成（%）

地区	正高		副高		中级		师级		士级		待聘	
	2016年	2020年	2016年	2020年	2016年	2020年	2016年	2020年	2016年	2020年	2016年	2020年
全市	**3.4**	**3.6**	**7.0**	**7.1**	**21.0**	**21.6**	**28.0**	**28.9**	**21.1**	**18.8**	**19.6**	**20.0**
东城区	4.7	4.7	9.3	8.8	24.2	24.7	31.4	29.9	14.4	14.1	16.0	17.9
西城区	3.9	4.5	7.1	7.4	19.4	20.9	29.8	34.4	18.5	17.9	21.3	14.9
朝阳区	3.4	2.8	6.6	5.8	19.0	19.6	26.8	25.0	23.2	19.9	21.1	26.9
丰台区	3.2	5.1	6.8	9.2	20.3	23.3	28.5	28.2	28.7	20.3	12.5	13.9
石景山区	3.2	3.7	7.1	7.3	21.5	23.4	25.9	29.8	26.2	22.7	16.0	13.0
海淀区	4.0	3.9	7.9	7.1	22.4	20.9	26.0	25.8	20.7	16.7	18.9	25.5
门头沟区	2.0	1.7	4.5	4.2	25.5	21.8	25.7	27.1	24.5	24.3	17.9	20.9
房山区	1.8	2.0	4.6	5.4	19.4	18.7	25.4	27.3	23.2	21.7	25.7	24.9
通州区	2.2	3.2	5.7	6.7	20.2	22.1	24.9	33.9	16.4	22.2	30.5	11.9
顺义区	1.5	2.4	5.2	7.4	21.0	27.0	29.8	32.8	20.7	18.4	21.9	11.9
昌平区	2.6	2.8	5.2	5.7	17.2	17.2	28.7	29.0	21.8	18.8	24.5	26.4
大兴区	2.4	2.4	6.2	6.4	20.9	23.7	24.0	27.4	24.8	23.0	21.7	17.2
怀柔区	3.2	3.7	6.0	7.2	25.6	24.2	25.2	26.9	24.1	23.1	15.9	14.9
平谷区	2.6	3.4	6.1	7.9	27.9	28.8	33.6	32.0	21.1	10.6	8.6	17.3
密云区	1.1	1.2	5.8	6.7	30.8	28.4	31.1	30.4	16.1	18.1	15.1	15.2
延庆区	2.6	2.3	8.1	6.3	31.7	23.5	24.3	29.1	15.8	23.3	17.6	15.5

附表 2-21　全市分区医院执业（助理）医师聘任技术职务构成（%）

地区	正高		副高		中级		师级		士级		待聘	
	2016年	2020年	2016年	2020年	2016年	2020年	2016年	2020年	2016年	2020年	2016年	2020年
全市	**10.5**	**10.5**	**20.0**	**18.5**	**32.4**	**31.1**	**30.6**	**28.9**	**1.4**	**1.5**	**5.0**	**9.5**
东城区	13.8	13.8	24.8	23.7	32.8	32.7	24.4	24.7	0.6	0.7	3.7	4.4
西城区	12.9	12.9	22.1	19.5	29.5	29.8	29.4	31.8	0.7	0.6	5.3	5.5
朝阳区	10.3	8.1	19.1	15.2	31.6	29.8	32.7	28.5	1.2	1.7	5.1	16.6
丰台区	9.7	14.0	19.0	22.2	32.0	30.6	33.4	27.9	1.9	1.7	4.0	3.6
石景山区	8.9	10.9	18.1	19.1	30.5	33.0	32.9	30.2	1.3	1.4	8.4	5.3
海淀区	12.4	11.9	23.0	19.6	34.8	30.7	25.2	21.4	0.9	0.8	3.7	15.6
门头沟区	6.2	6.0	15.4	13.9	40.4	37.6	34.1	37.6	2.6	2.9	1.4	1.9
房山区	6.0	6.1	13.6	15.6	30.0	30.2	35.4	35.0	6.6	5.7	8.4	7.4
通州区	8.2	8.9	18.9	17.0	32.3	31.0	33.2	34.0	0.9	1.7	6.4	7.4
顺义区	4.9	6.9	16.4	18.1	31.0	33.9	39.6	34.1	1.8	3.1	6.3	3.9
昌平区	8.1	8.0	15.6	15.1	30.3	28.5	36.2	31.1	1.7	1.4	8.2	15.9
大兴区	7.6	6.8	19.1	17.7	38.1	36.5	28.1	30.6	2.1	3.0	4.9	5.4
怀柔区	7.7	9.5	14.1	17.1	36.0	32.3	33.7	33.7	2.5	2.4	6.0	5.1
平谷区	8.0	9.4	15.2	19.1	40.4	36.4	35.1	23.4	1.3	0.9	0.0	10.7
密云区	2.7	3.2	12.1	13.6	41.9	40.2	37.7	38.3	4.6	3.5	1.0	1.2
延庆区	7.4	6.2	19.6	14.3	36.0	28.8	29.0	36.9	1.0	1.7	6.9	12.1

附表 2-22　全市分区医院注册护士聘任技术职务构成（%）

地区	正高		副高		中级		师级		士级		待聘	
	2016年	2020年	2016年	2020年	2016年	2020年	2016年	2020年	2016年	2020年	2016年	2020年
全市	0.1	0.1	0.7	0.9	15.3	16.4	26.8	29.5	37.3	32.8	19.8	20.3
东城区	0.0	0.1	1.2	1.1	19.2	21.2	35.7	33.6	27.5	25.6	16.3	18.3
西城区	0.1	0.1	0.5	0.8	12.9	13.9	30.3	36.6	31.7	31.0	24.6	17.5
朝阳区	0.0	0.1	0.6	0.6	12.0	13.7	23.9	23.7	42.1	35.4	21.3	26.6
丰台区	0.1	0.2	0.5	1.4	14.6	18.3	23.3	29.1	50.0	35.7	11.6	15.4
石景山区	0.1	0.0	0.9	1.2	16.2	18.7	21.8	30.4	48.6	40.8	12.4	9.0
海淀区	0.1	0.1	0.6	0.7	15.1	15.1	26.6	27.7	36.6	29.3	20.9	27.0
门头沟区	0.0	0.0	0.3	0.2	23.9	19.1	21.5	23.0	41.2	40.1	13.1	17.6
房山区	0.0	0.1	0.7	1.0	18.1	16.2	22.7	25.8	37.3	35.1	21.2	21.9
通州区	0.0	0.1	0.7	0.8	17.0	18.0	22.0	34.7	28.2	37.9	32.0	8.4
顺义区	0.0	0.2	0.4	1.5	21.5	27.0	27.6	33.6	38.4	30.8	12.2	6.9
昌平区	0.2	0.2	0.7	0.9	12.1	11.2	25.2	27.1	34.7	31.4	27.2	29.2
大兴区	0.3	0.3	0.9	0.8	15.3	19.1	21.9	25.0	44.5	40.0	17.1	14.9
怀柔区	0.0	0.0	0.6	1.2	21.7	20.6	20.5	25.2	47.4	45.6	9.7	7.4
平谷区	0.2	0.3	1.8	2.2	25.1	25.9	35.0	39.1	36.9	16.2	1.0	16.2
密云区	0.2	0.3	2.9	3.4	30.9	28.2	26.4	26.4	27.8	32.6	11.8	9.0
延庆区	0.0	0.0	1.9	1.6	31.3	19.5	21.9	23.7	28.0	40.5	17.0	14.8

附表2-23 全市分区医院管理人员聘任技术职务构成（%）

地区	正高		副高		中级		师级		士级		待聘	
	2016年	2020年	2016年	2020年	2016年	2020年	2016年	2020年	2016年	2020年	2016年	2020年
全市	2.7	2.8	5.5	5.8	20.3	19.2	17.7	15.2	5.9	4.3	22.5	16.3
东城区	3.5	4.3	6.6	8.2	20.1	29.4	21.4	23.2	4.0	3.0	18.7	12.0
西城区	3.4	3.6	4.4	7.3	22.2	19.9	22.0	24.5	5.6	6.0	24.1	14.7
朝阳区	2.3	2.8	6.1	5.8	20.2	18.2	17.0	12.4	6.0	3.3	23.5	21.4
丰台区	4.0	2.4	8.0	6.6	25.9	22.8	21.0	15.4	5.6	2.9	13.1	11.8
石景山区	1.3	4.8	10.4	8.5	28.2	23.5	13.4	10.7	5.7	3.8	24.5	12.9
海淀区	3.1	3.1	6.6	6.6	28.5	25.0	22.3	19.0	4.8	3.6	20.3	16.2
门头沟区	2.1	2.0	8.9	6.0	26.8	20.5	18.9	13.9	8.9	6.0	16.8	13.2
房山区	2.8	1.4	3.4	3.7	18.6	16.0	11.5	9.6	6.5	5.0	35.8	20.6
通州区	1.2	1.5	2.7	1.9	15.1	10.0	19.3	13.7	4.2	3.3	22.8	17.4
顺义区	1.8	0.4	1.1	1.3	13.5	5.4	13.9	4.6	20.1	19.6	13.9	6.3
昌平区	0.9	1.1	2.0	1.3	7.2	5.9	7.3	4.4	4.3	2.9	35.6	20.9
大兴区	1.0	1.0	2.2	2.4	11.9	7.9	8.2	3.9	5.7	4.2	20.9	15.0
怀柔区	7.5	5.7	10.8	13.2	16.7	19.8	21.7	16.0	5.0	5.7	23.3	15.1
平谷区	2.9	0.0	6.7	0.0	28.8	10.2	11.5	14.3	11.5	10.2	18.3	26.5
密云区	0.0	0.0	5.8	6.3	9.6	6.3	9.6	8.3	30.8	31.3	0.0	4.2
延庆区	0.0	0.0	0.0	0.0	3.7	0.0	18.5	13.6	0.0	0.0	51.9	50.0

附表2-24　2016—2020年公立医院人员数（人）

分类	2016年	2017年	2018年	2019年	2020年
人员总数	**293518**	**301680**	**305029**	**316196**	**322718**
卫生技术人员	136764	140618	142124	147621	151051
执业（助理）医师	47700	49037	50417	52224	53049
注册护士	64027	65987	66654	69676	71916
药师（士）	7082	7160	7130	7303	7323
技师（士）	6602	6776	6918	7168	7347
其他技术人员	8152	8572	8113	8044	8446
管理人员	9355	9634	9695	10006	9948
工勤技能人员	13836	13896	13978	14154	13638
三级医院人员数	**224938**	**235916**	**239431**	**252392**	**261189**
卫生技术人员	104981	110139	111715	118233	122682
执业（助理）医师	36086	37884	39201	41140	42586
注册护士	50032	52459	53215	56524	59079
药师（士）	5080	5325	5253	5460	5605
技师（士）	4960	5266	5346	5675	5855
其他技术人员	6857	7213	6820	6754	7203
管理人员	7087	7483	7491	7894	7891
工勤技能人员	9855	10147	10390	10712	10288
二级医院人员数	**59648**	**57981**	**58581**	**56359**	**54752**
卫生技术人员	27829	27055	27324	26132	25442
执业（助理）医师	9954	9625	9841	9607	9139
注册护士	12587	12318	12339	11992	11800
药师（士）	1634	1521	1593	1551	1454
技师（士）	1415	1305	1387	1306	1311
其他技术人员	1099	1126	1093	1053	1039
管理人员	1739	1711	1802	1681	1636
工勤技能人员	3391	3320	3202	3037	2931
一级医院人员数	**8932**	**7783**	**7017**	**7445**	**6777**
卫生技术人员	3954	3424	3085	3256	2927
执业（助理）医师	1660	1528	1375	1477	1324
注册护士	1408	1210	1100	1160	1037
药师（士）	368	314	284	292	264
技师（士）	227	205	185	187	181
其他技术人员	196	233	200	237	204
管理人员	529	440	402	431	421
工勤技能人员	590	429	386	405	419

附表2-25 2020年公立医院卫生技术人员年龄、学历、聘任技术职务构成（%）

分类	公立医院	三级医院	二级医院	一级医院
卫生技术人员	100.0	100.0	100.0	100.0
按年龄分				
25岁以下	6.6	6.8	5.8	3.5
25～34岁	40.2	40.6	39.5	28.9
35～44岁	28.9	29.0	28.2	27.6
45～54岁	18.8	18.4	21.1	17.4
55～59岁	4.0	4.0	3.3	6.9
60岁及以上	1.5	1.1	2.0	15.7
按学历分				
研究生	21.8	24.6	10.1	4.2
大学本科	30.9	30.8	31.9	26.1
大专	32.3	31.4	35.7	38.2
中专	14.6	12.8	22.1	30.3
高中及以下	0.4	0.4	0.2	1.2
按聘任技术职务分				
正高	3.8	4.1	2.4	1.8
副高	7.3	7.4	6.7	6.8
中级	22.4	22.0	23.8	27.8
师级	29.2	29.2	29.1	32.6
士级	16.1	14.8	22.1	22.7
待聘	21.2	22.5	15.9	8.4

附表2-26　2020年公立医院执业（助理）医师年龄、学历、聘任技术职务构成（%）

分类	公立医院	三级医院	二级医院	一级医院
执业（助理）医师	100.0	100.0	100.0	100.0
按年龄分				
25岁以下	0.1	0.1	0.0	0.3
25～34岁	23.5	24.7	19.3	12.5
35～44岁	37.8	38.1	37.8	28.8
45～54岁	27.1	26.4	31.1	22.9
55～59岁	7.8	8.0	6.9	7.3
60岁及以上	3.7	2.7	4.9	28.2
按学历分				
研究生	53.9	61.2	25.5	7.9
大学本科	36.7	32.9	54.2	41.2
大专	6.9	4.3	15.4	35.7
中专	2.2	1.4	4.7	14.5
高中及以下	0.3	0.2	0.2	0.8
按聘任技术职务分				
正高	11.2	12.3	7.2	4.3
副高	19.4	19.8	18.5	13.9
中级	31.2	30.0	35.2	41.4
师级	27.3	25.8	33.3	33.8
士级	0.9	0.6	1.8	5.3
待聘	10.0	11.5	3.9	1.3

附表2-27　2020年公立医院注册护士年龄、学历、聘任技术职务构成（%）

分类	公立医院	三级医院	二级医院	一级医院
注册护士	100.0	100.0	100.0	100.0
按年龄分				
25岁以下	10.8	11.2	9.0	5.2
25～34岁	48.3	48.3	48.7	43.0
35～44岁	24.0	24.1	22.8	28.3
45～54岁	15.0	14.5	17.8	14.1
55～59岁	1.7	1.7	1.4	6.3
60岁及以上	0.3	0.2	0.4	3.2
按学历分				
研究生	0.9	1.1	0.1	0.1
大学本科	25.7	28.4	12.8	11.0
大专	49.6	49.6	50.5	41.0
中专	23.5	20.6	36.5	47.0
高中及以下	0.3	0.4	0.1	0.8
按聘任技术职务分				
正高	0.1	0.1	0.1	0.0
副高	1.0	1.1	0.9	0.5
中级	18.0	17.7	19.3	20.3
师级	31.2	31.7	28.5	31.4
士级	28.1	25.8	38.9	40.2
待聘	21.6	23.7	12.4	7.6

附表2-28　2020年公立医院管理人员年龄、学历、聘任技术职务构成（%）

分类	公立医院	三级医院	二级医院	一级医院
管理人员	100.0	100.0	100.0	100.0
按年龄分				
25岁以下	1.3	1.3	1.3	1.0
25~34岁	28.6	30.2	23.2	16.7
35~44岁	30.1	30.2	28.8	34.1
45~54岁	25.5	24.8	29.8	24.0
55~59岁	10.9	10.4	12.6	13.9
60岁及以上	3.6	3.1	4.4	10.1
按学历分				
研究生	24.2	28.9	6.1	2.1
大学本科	46.6	46.2	50.0	38.7
大专	18.4	15.7	28.1	34.1
中专	7.4	5.8	12.4	19.5
高中及以下	3.4	3.3	3.3	5.6
按聘任技术职务分				
正高	3.5	3.9	2.0	0.7
副高	7.3	7.9	5.7	2.8
中级	24.1	25.4	19.6	13.2
师级	19.8	21.4	14.8	7.7
士级	5.0	5.0	5.1	6.3
待聘	17.3	16.7	21.3	12.5

附表2-29 2020年公立医院领导层年龄、学历、所学专业、聘任技术职务构成（%）

分类	总计	党委（副）书记	院长	副院长
三级医院	**100.0**	**100.0**	**100.0**	**100.0**
按年龄分				
35岁以下	1.0	2.2	1.2	0.0
35~44岁	15.0	28.1	1.2	7.9
45~54岁	46.9	43.4	45.1	50.1
55岁及以上	37.1	26.3	52.4	42.0
按学历分				
研究生	43.2	34.3	56.1	47.2
大学本科	41.6	43.8	37.8	40.8
大专	6.4	9.1	2.4	5.2
中专	7.6	9.9	3.7	6.7
高中及以下	1.1	2.9	0.0	0.0
按聘任技术职务分				
正高	51.6	38.7	74.4	56.6
副高	22.6	25.2	8.5	23.9
中级	12.2	16.1	6.1	10.5
师级	5.2	8.8	3.7	2.6
士级	0.9	1.1	1.2	0.6
待聘	2.7	3.3	2.4	2.3
二级医院	**100.0**	**100.0**	**100.0**	**100.0**
按年龄分				
35岁以下	1.2	4.1	0.0	0.7
35~44岁	14.2	26.5	4.3	13.3
45~54岁	54.1	42.9	53.2	58.0
55岁及以上	30.5	26.5	42.6	28.0
按学历分				
研究生	12.6	20.4	8.5	11.3
大学本科	54.5	42.9	55.3	58.0
大专	17.9	18.4	21.3	16.7
中专	14.2	18.4	12.8	13.3
高中及以下	0.8	0.0	2.1	0.7
按聘任技术职务分				
正高	32.5	32.7	48.9	27.3
副高	28.0	16.3	23.4	33.3
中级	20.7	34.7	12.8	18.7
师级	4.5	4.1	0.0	6.0
士级	0.4	0.0	0.0	0.7
待聘	3.7	0.0	2.1	5.3

附表 2-30　全市中医类机构人员数（人）

机构分类	机构数（个）		卫生人员		卫生技术人员		执业（助理）医师	
	2016年	2020年	2016年	2020年	2016年	2020年	2016年	2020年
总计	1068	1217	44375	53477	35364	43199	15196	19049
中医医院	164	180	27820	31417	22061	25269	9301	10828
中西医结合医院	38	45	11490	15901	9297	13168	3483	5115
民族医医院	3	4	400	426	282	295	84	127
中医门诊部	211	207	2576	2784	2018	2242	1168	1372
中西医结合门诊部	3	2	34	30	30	26	13	13
中医诊所	610	750	1869	2725	1540	2066	1037	1488
中西医结合诊所	34	25	91	92	86	79	65	60
民族医诊所	4	3	17	24	14	11	9	6
中西医结合研究所	1	1	78	78	36	43	36	40

附表 2-31　2016—2020年中医类医院人员数（人）

分类	2016年	2017年	2018年	2019年	2020年
中医药人员数	39710	43498	45066	47349	47744
中医类别医师数	7866	8554	9243	9778	10156
执业（助理）医师数	12868	14070	15072	15773	16070
见习中医师	577	518	449	370	357
中药师（士）数	1752	1880	1877	1978	2045

附表2-32 中医类医院卫生技术人员年龄、学历、聘任技术职务构成（%）

分类	卫生技术人员		执业（助理）医师		注册护士		管理人员	
	2016年	2020年	2016年	2020年	2016年	2020年	2016年	2020年
按年龄分								
25岁以下	8.6	7.1	2.9	1.9	16.5	13.7	0.0	0.2
25～34岁	43.8	40.8	27.4	26.4	53.4	53.0	26.0	23.9
35～44岁	21.4	26.5	23.4	32.4	14.9	19.6	31.5	34.5
45～54岁	16.4	15.6	29.1	22.5	12.8	11.0	23.0	22.6
55～59岁	3.0	3.9	10.0	9.3	1.3	1.7	4.7	6.6
60岁及以上	6.9	6.0	7.1	7.5	1.1	1.0	14.8	12.2
按学历分								
研究生	14.5	15.9	11.5	12.3	0.2	0.2	30.0	34.4
大学本科	27.2	27.7	43.3	41.3	11.9	15.6	43.1	38.9
大专	34.2	35.0	30.0	29.2	47.6	49.0	19.8	19.5
中专	23.5	20.9	11.2	12.1	40.2	34.9	6.5	6.7
高中及以下	0.5	0.5	4.0	5.2	0.2	0.2	0.6	0.5
按聘任技术职务分								
正高	3.4	3.5	4.2	3.6	0.1	0.1	8.8	8.7
副高	7.4	7.5	6.0	5.5	0.8	1.0	18.0	17.1
中级	21.7	22.6	20.0	15.8	14.2	15.8	34.5	33.1
师级	27.5	28.6	15.4	12.4	22.2	25.0	33.1	31.9
士级	24.4	21.5	6.2	4.0	48.6	40.9	1.7	2.2
待聘	15.5	16.3	48.2	58.7	14.2	17.2	4.0	6.9

附表2-33　分科中医类别执业（助理）医师数及构成

科室分类	人数（人）		构成（%）	
	2016年	2020年	2016年	2020年
总计	**8163**	**10291**	**100.0**	**100.0**
内科	715	1005	8.8	9.8
外科	212	268	2.6	2.6
妇产科	43	71	0.5	0.7
儿科	46	62	0.6	0.6
皮肤科	59	72	0.7	0.7
眼科	24	69	0.3	0.7
肿瘤科	53	82	0.6	0.8
骨伤科	456	483	5.6	4.7
肛肠科	73	93	0.9	0.9
针灸科	536	641	6.6	6.2
推拿科	225	301	2.8	2.9
其他	5721	7144	70.1	69.4

附录三 基层人力情况

附表3-1 2016—2020年全市基层医疗卫生机构人员数（人）

分类	2016年	2017年	2018年	2019年	2020年
人员总数	65215	70802	77164	83453	86456
卫生技术人员	50944	54937	60655	66323	68901
执业（助理）医师	25168	26983	29676	32298	33595
注册护士	16016	17792	20135	22638	23998
药师（士）	4355	4480	4769	5123	5182
技师（士）	2128	2279	2463	2714	2753
乡村医生和卫生员	3409	3247	2977	2776	2661
其他技术人员	2436	3134	3274	3588	3744
管理人员	2402	3766	4302	4632	4920
工勤技能人员	6024	5718	5956	6134	6230

附表3-2 2020年基层医疗卫生机构人员数（人）

医疗机构分类	合计	卫生技术人员	执业（助理）医师	注册护士	药师（士）	技师（士）	乡村医生和卫生员	其他技术人员	管理人员	工勤技能人员
总计	86456	68901	33595	23998	5182	2753	2661	3744	4920	6230
按经济类型分										
公立	45891	36584	16686	11644	3890	1791	2381	2168	1802	2956
民营	40565	32317	16909	12354	1292	962	280	1576	3118	3274
按主办单位分										
政府办	32567	27386	11809	8792	3131	1423	0	1787	1296	2098
社会办	26843	19928	10450	6860	1249	749	2661	817	1395	2042
个人办	27046	21587	11336	8346	802	581	0	1140	2229	2090
按管理类别分										
非营利性	52339	41716	19387	13186	4396	1997	2571	2362	2216	3474
营利性	34117	27185	14208	10812	786	756	90	1382	2704	2756

附表3-3　各类基层医疗卫生机构人员数（人）

机构分类	机构数（个）	人员数	卫生技术人员	执业（助理）医师	注册护士	其他技术人员	管理人员	工勤技能人员
2016年								
合计	8289	61272	47382	23020	14899	2436	2402	5643
社区卫生服务中心	329	29753	24932	10952	7583	1613	1136	2072
社区卫生服务站	1668	3042	2411	1157	658	139	224	268
村卫生室	1141	15642	12075	6114	4240	684	1042	1841
门诊部	2362	9100	7638	4515	2374	0	0	1462
诊所、医务室	2789	3735	326	282	44	0	0	0
2020年								
合计	8851	81641	64664	31348	22334	3577	4701	6038
社区卫生服务中心	346	36059	30245	13003	9815	1880	1448	2486
社区卫生服务站	1723	4162	3311	1651	844	126	281	444
村卫生室	1389	21177	17090	8591	6742	826	1540	1721
门诊部	2909	16864	13300	7457	4861	745	1432	1387
诊所、医务室	2484	3379	718	646	72	0	0	0

附表3-4　各类基层医疗卫生机构人员构成（%）

机构分类	机构数	人员数	卫生技术人员	执业（助理）医师	注册护士	其他技术人员	管理人员	工勤技能人员
2016年								
合计	100.0	100.0	100.0	100.0	100.0	100.0	100.0	100.0
社区卫生服务中心	4.0	48.6	52.6	47.6	50.9	66.2	47.3	36.7
社区卫生服务站	20.1	5.0	5.1	5.0	4.4	5.7	9.3	4.7
村卫生室	13.8	25.5	25.5	26.6	28.5	28.1	43.4	32.6
门诊部	28.5	14.9	16.1	19.6	15.9	0.0	0.0	25.9
诊所、医务室	33.6	6.1	0.7	1.2	0.3	0.0	0.0	0.0
2020年								
合计	100.0	100.0	100.0	100.0	100.0	100.0	100.0	100.0
社区卫生服务中心	3.9	44.2	46.8	41.5	43.9	52.6	30.8	41.2
社区卫生服务站	19.5	5.1	5.1	5.3	3.8	3.5	6.0	7.4
村卫生室	15.7	25.9	26.4	27.4	30.2	23.1	32.8	28.5
门诊部	32.9	20.7	20.6	23.8	21.8	20.8	30.5	23.0
诊所、医务室	28.1	4.1	1.1	2.1	0.3	0.0	0.0	0.0

附表3-5　2020年全市分区基层医疗卫生机构人员数（人）

地区	合计	卫生技术人员	执业（助理）医师	注册护士	药师（士）	技师（士）	乡村医生和卫生员	其他技术人员	管理人员	工勤技能人员
全市	86456	68901	33595	23998	5182	2753	2661	3744	4920	6230
东城区	5004	4013	1970	1548	257	136	0	219	379	393
西城区	6390	5279	2658	1876	397	172	0	245	410	456
朝阳区	20155	15984	7687	6267	872	617	0	998	1369	1804
丰台区	6424	5115	2406	1620	579	246	3	282	440	584
石景山区	1817	1568	726	624	133	48	0	31	95	123
海淀区	13210	10867	5136	4239	709	488	11	684	820	828
门头沟区	1091	845	401	268	104	29	119	18	47	62
房山区	4212	2897	1446	782	300	128	610	176	179	350
通州区	4872	3812	1619	1200	356	221	451	228	181	200
顺义区	4610	3646	1880	1103	253	133	180	248	204	332
昌平区	5795	4884	2594	1622	359	132	179	150	254	328
大兴区	5815	4686	2125	1646	343	185	195	239	291	404
怀柔区	1865	1305	645	332	155	41	268	66	71	155
平谷区	1553	1350	765	266	121	68	27	54	69	53
密云区	2140	1532	945	305	159	64	448	51	51	58
延庆区	1503	1118	592	300	85	45	170	55	60	100

附表3-6　社区卫生服务中心人员性别、年龄及工作年限构成（%）

分类	卫生技术人员		执业（助理）医师		注册护士		管理人员	
	2016年	2020年	2016年	2020年	2016年	2020年	2016年	2020年
总计	100.0	100.0	100.0	100.0	100.0	100.0	100.0	100.0
按性别分								
男	22.8	21.8	32.8	31.6	1.1	1.7	38.0	36.4
女	77.2	78.2	67.2	68.4	98.9	98.3	62.0	63.6
按年龄分								
25岁以下	7.0	6.3	0.3	0.9	8.2	5.4	1.3	1.3
25~34岁	41.9	38.1	29.8	24.9	46.0	46.1	29.4	24.2
35~44岁	25.0	29.6	33.1	34.7	23.4	28.7	27.3	32.6
45~54岁	18.3	20.2	23.8	29.8	19.7	16.9	29.1	32.5
55~59岁	2.9	2.5	3.8	3.2	1.9	2.1	8.4	5.6
60岁及以上	5.0	3.3	9.2	6.5	0.9	0.7	4.6	3.8
按工作年限分								
5年以下	19.6	13.3	9.6	7.5	15.7	9.7	16.1	9.3
5~9年	25.4	25.2	23.4	21.8	28.1	25.1	21.0	20.9
10~19年	26.5	33.8	28.7	32.1	28.4	40.0	26.5	34.7
20~29年	19.2	19.1	25.0	26.7	21.3	17.3	22.9	22.9
30年及以上	9.3	8.6	13.4	11.9	6.5	7.9	13.5	12.2

附表3-7　社区卫生服务中心人员学历及聘任技术职务构成（%）

分类	卫生技术人员		执业（助理）医师		注册护士		管理人员	
	2016年	2020年	2016年	2020年	2016年	2020年	2016年	2020年
总计	100.0	100.0	100.0	100.0	100.0	100.0	100.0	100.0
按学历分								
研究生	4.3	5.0	8.3	10.8	0.0	0.1	4.7	3.9
大学本科	25.0	23.5	37.2	34.7	13.4	11.9	37.2	34.4
大专	39.9	38.8	36.8	36.6	40.7	36.1	33.7	35.3
中专	29.9	32.1	16.9	17.4	45.4	51.6	19.3	20.9
高中及以下	0.9	0.6	0.8	0.5	0.4	0.2	5.0	5.5
按聘任技术职务分								
正高	0.6	0.9	1.5	2.1	0.1	0.1	1.6	1.5
副高	4.7	5.8	10.4	12.6	0.8	1.2	7.9	7.7
中级	25.9	28.1	38.5	38.8	24.8	28.1	21.5	14.6
师级/助理	32.6	32.1	37.8	34.1	34.3	35.6	15.0	12.0
士级	22.7	20.3	10.0	9.2	36.0	29.8	13.7	12.5
待聘	13.4	12.8	1.9	3.2	4.1	5.2	40.2	51.7

附表3-8　社区卫生服务中心分科执业（助理）医师数及构成

科室分类	人数（人）		构成（%）	
	2016年	2020年	2016年	2020年
总计	9055	10815	100.0	100.0
预防保健科	1313	1720	14.5	15.9
全科医疗科	2952	3516	32.6	32.5
内科	1060	1093	11.7	10.1
外科	418	382	4.6	3.5
妇产科	489	442	5.4	4.1
妇女保健科	41	75	0.5	0.7
儿科	38	43	0.4	0.4
儿童保健科	64	78	0.7	0.7
眼科	24	24	0.3	0.2
耳鼻咽喉科	27	35	0.3	0.3
口腔科	524	615	5.8	5.7
皮肤科	10	10	0.1	0.1
精神科	49	73	0.5	0.7
传染科	1	1	0.0	0.0
急诊医学科	15	24	0.2	0.2
康复医学科	47	55	0.5	0.5
运动医学科	0	2	0.0	0.0
职业病科	0	2	0.0	0.0
临终关怀科	1	0	0.0	0.0
麻醉科	9	9	0.1	0.1
医学检验科	22	29	0.2	0.3
医学影像科	402	493	4.4	4.6
中医科	1371	1849	15.1	17.1
民族医学科	0	1	0.0	0.0
中西医结合科	20	20	0.2	0.2
重症监护室（科）	0	0	0.0	0.0
其他业务科室	76	119	0.8	1.1
业务科室	82	105	0.9	1.0

附表3-9　全市分区社区卫生服务中心（站）人员数（人）

地区	人员总数		卫生技术人员		执业（助理）医师		注册护士		管理人员	
	2016年	2020年	2016年	2020年	2016年	2020年	2016年	2020年	2016年	2020年
全市	32795	40221	27343	33556	12109	14654	8241	10659	1360	1729
东城区	1229	1451	1099	1218	486	534	421	484	34	102
西城区	2072	2190	1777	1885	805	826	607	669	79	109
朝阳区	5345	6627	4555	5612	2085	2590	1456	1853	180	228
丰台区	3528	4775	2752	3732	1164	1631	832	1173	236	333
石景山区	1025	1087	874	931	391	404	294	357	35	38
海淀区	4339	4984	3574	4123	1627	1814	1160	1363	197	197
门头沟区	647	717	557	614	217	255	178	204	37	37
房山区	1845	2406	1444	1966	678	864	351	543	84	94
通州区	2159	3187	1851	2743	761	1030	491	842	73	119
顺义区	1963	2614	1583	2064	723	869	398	600	75	109
昌平区	1692	1999	1479	1778	606	740	510	662	21	29
大兴区	3075	3432	2521	2841	957	1061	788	983	146	150
怀柔区	824	1230	673	979	310	439	155	240	35	49
平谷区	1054	1238	912	1098	513	606	175	184	59	55
密云区	1146	1312	973	1152	423	567	250	303	36	51
延庆区	852	972	719	820	363	424	175	199	33	29

附表3-10 全市分区社区卫生服务中心卫生技术人员年龄构成（%）

地区	25岁以下		25～34岁		35～44岁		45～54岁		55～59岁		60岁及以上	
	2016年	2020年	2016年	2020年	2016年	2020年	2016年	2020年	2016年	2020年	2016年	2020年
全市	7.0	6.3	41.9	38.1	25.0	29.6	18.3	20.2	2.9	2.5	5.0	3.3
东城区	5.1	3.1	31.7	34.3	23.8	28.8	29.3	25.4	5.1	4.2	4.9	4.2
西城区	1.8	1.1	40.8	28.8	27.0	40.8	21.4	23.8	3.1	2.2	5.8	3.2
朝阳区	4.6	5.6	41.5	34.7	28.9	34.3	14.4	17.1	2.7	3.0	7.8	5.2
丰台区	4.5	4.0	41.5	33.3	27.4	34.5	19.5	21.5	2.4	3.0	4.8	3.5
石景山区	2.8	3.2	30.0	27.4	27.6	29.6	23.1	23.0	5.7	5.1	10.8	11.7
海淀区	3.1	3.6	32.4	26.0	27.9	35.6	24.2	25.3	5.1	4.8	7.2	4.7
门头沟区	7.3	1.6	35.6	39.7	21.0	29.7	23.5	20.3	5.4	4.2	7.1	4.5
房山区	2.1	7.5	45.6	36.7	28.2	28.2	17.7	22.6	2.8	2.0	3.7	3.0
通州区	20.7	13.5	50.5	52.9	15.3	18.9	11.4	12.6	0.6	0.8	1.6	1.2
顺义区	6.5	10.7	43.2	45.3	22.1	19.5	22.6	21.1	2.5	1.3	3.1	2.0
昌平区	13.2	7.4	48.3	46.6	20.4	26.0	14.7	17.2	1.7	1.2	1.6	1.6
大兴区	11.6	8.7	47.5	44.1	23.8	27.0	12.5	17.5	1.8	1.2	2.7	1.5
怀柔区	11.9	9.7	41.1	48.8	20.0	19.3	19.4	18.8	2.4	1.8	5.1	1.7
平谷区	5.0	7.7	37.0	34.1	30.1	24.8	23.0	30.4	1.7	1.9	3.3	1.1
密云区	6.0	1.6	51.4	46.8	19.5	28.3	16.5	20.2	2.5	1.0	4.0	2.1
延庆区	10.4	5.9	47.1	40.4	22.6	30.8	13.9	17.0	1.6	1.9	4.4	4.1

附表3-11　全市分区社区卫生服务中心执业（助理）医师年龄构成（%）

地区	25岁以下		25～34岁		35～44岁		45～54岁		55～59岁		60岁及以上	
	2016年	2020年	2016年	2020年	2016年	2020年	2016年	2020年	2016年	2020年	2016年	2020年
全市	**0.3**	**0.9**	**29.8**	**24.9**	**33.1**	**34.7**	**23.8**	**29.8**	**3.8**	**3.2**	**9.2**	**6.5**
东城区	0.0	0.0	28.3	29.5	27.9	29.1	25.6	28.5	7.5	3.8	10.7	9.1
西城区	0.1	0.0	33.8	21.9	32.0	45.0	20.0	25.3	4.1	2.4	9.9	5.5
朝阳区	0.0	0.2	29.2	24.3	36.1	38.9	16.8	22.6	3.9	4.0	14.0	10.0
丰台区	0.2	0.2	33.2	20.8	33.6	41.0	19.3	26.3	4.5	4.0	9.3	7.7
石景山区	0.0	0.0	15.2	16.6	28.0	27.6	31.3	33.2	6.2	3.7	19.4	18.9
海淀区	0.0	0.4	20.0	12.3	34.4	38.7	28.9	34.1	5.5	6.7	11.2	7.7
门头沟区	3.5	0.4	33.3	34.6	16.9	24.4	26.9	24.4	5.5	6.8	13.9	9.4
房山区	0.0	2.2	28.3	25.9	38.3	29.3	25.5	34.8	2.1	2.2	5.7	5.6
通州区	0.7	2.0	45.2	31.9	26.5	34.8	23.2	27.1	0.5	1.4	4.0	2.9
顺义区	0.3	2.5	23.7	22.7	33.6	27.3	34.3	42.1	4.0	1.9	4.1	3.5
昌平区	0.9	1.5	36.6	30.7	34.3	34.1	21.1	27.8	3.0	1.8	4.0	4.1
大兴区	0.0	1.4	34.0	25.4	37.9	35.8	20.2	32.1	2.8	1.9	5.1	3.4
怀柔区	2.2	0.0	31.3	45.6	25.0	22.1	29.5	28.0	2.6	1.3	9.3	3.0
平谷区	0.0	3.3	17.9	19.1	39.2	24.6	34.5	48.9	2.4	2.2	6.1	2.0
密云区	0.0	0.5	32.9	28.2	25.4	31.8	29.4	33.7	3.4	1.5	8.9	4.4
延庆区	2.5	1.3	38.8	39.1	26.8	29.3	19.6	20.2	2.2	2.6	10.1	7.5

附表3-12　全市分区社区卫生服务中心注册护士年龄构成（%）

地区	25岁以下		25~34岁		35~44岁		45~54岁		55~59岁		60岁及以上	
	2016年	2020年	2016年	2020年	2016年	2020年	2016年	2020年	2016年	2020年	2016年	2020年
全市	8.2	5.4	46.0	46.1	23.4	28.7	19.7	16.9	1.9	2.1	0.9	0.7
东城区	9.1	1.2	25.7	36.3	23.8	28.7	38.2	28.1	2.4	4.9	0.7	0.6
西城区	1.9	1.5	31.6	25.5	30.3	39.9	31.8	30.4	2.4	2.1	2.0	0.6
朝阳区	6.7	8.2	48.3	42.0	26.3	32.5	14.9	13.9	2.1	2.3	1.7	1.0
丰台区	5.6	3.7	35.7	35.1	28.7	34.4	28.2	23.9	0.5	2.5	1.2	0.5
石景山区	2.7	4.1	33.0	29.2	35.2	34.7	22.0	18.3	5.5	8.2	1.6	5.5
海淀区	4.0	2.7	37.7	33.5	26.9	35.8	25.8	22.7	3.9	3.7	1.6	1.5
门头沟区	3.5	0.0	23.3	29.4	32.0	38.5	34.3	28.9	6.4	2.7	0.6	0.5
房山区	2.6	3.3	51.8	48.6	29.5	30.9	13.1	14.8	3.0	1.8	0.0	0.5
通州区	26.1	10.7	55.2	67.3	13.2	14.5	5.0	7.1	0.2	0.1	0.2	0.3
顺义区	10.0	8.1	63.0	69.3	11.8	13.7	14.9	8.1	0.3	0.8	0.0	0.0
昌平区	11.8	6.4	58.8	57.4	13.3	21.5	16.1	13.9	0.0	0.8	0.0	0.0
大兴区	13.7	7.8	62.4	61.7	15.2	21.0	8.3	8.8	0.3	0.7	0.0	0.0
怀柔区	18.0	11.5	38.7	55.8	20.7	17.5	20.0	12.4	2.7	2.8	0.0	0.0
平谷区	16.7	1.9	54.3	59.7	18.1	28.3	10.9	8.2	0.0	1.3	0.0	0.6
密云区	3.3	0.7	64.7	53.9	19.1	32.2	12.0	11.9	0.4	1.0	0.4	0.3
延庆区	3.0	3.7	51.5	39.2	26.6	32.3	18.9	24.3	0.0	0.5	0.0	0.0

附表3-13　全市分区社区卫生服务中心管理人员年龄构成（%）

地区	25岁以下		25~34岁		35~44岁		45~54岁		55~59岁		60岁及以上	
	2016年	2020年	2016年	2020年	2016年	2020年	2016年	2020年	2016年	2020年	2016年	2020年
全市	**7.9**	**5.5**	**45.3**	**45.7**	**23.4**	**28.4**	**20.1**	**17.2**	**2.1**	**2.4**	**1.2**	**0.9**
东城区	9.1	1.2	25.7	36.3	23.8	28.7	38.2	28.1	2.4	4.9	0.7	0.6
西城区	1.8	1.5	30.7	25.2	29.9	39.9	32.8	30.2	2.8	2.5	1.9	0.7
朝阳区	6.8	8.0	48.3	42.2	26.1	32.4	15.0	14.0	2.1	2.3	1.7	1.1
丰台区	6.5	5.4	38.4	39.2	27.7	30.4	25.3	21.2	0.8	3.1	1.3	0.7
石景山区	2.2	3.0	31.8	30.6	31.4	32.7	27.4	22.5	5.1	7.2	2.2	3.9
海淀区	3.7	3.1	35.8	32.6	26.8	34.5	26.7	23.3	4.6	4.2	2.4	2.3
门头沟区	3.4	0.0	23.3	28.4	31.8	37.6	34.1	29.9	6.8	3.6	0.6	0.5
房山区	2.6	3.2	52.0	48.2	29.4	31.1	13.1	15.0	2.9	2.0	0.0	0.5
通州区	23.3	10.3	55.3	66.0	14.6	16.1	5.1	7.1	0.6	0.1	1.1	0.4
顺义区	10.0	8.1	63.0	69.3	11.8	13.7	14.9	8.1	0.3	0.8	0.0	0.0
昌平区	11.8	6.4	58.8	57.1	13.3	21.7	16.1	14.0	0.0	0.8	0.0	0.0
大兴区	13.7	7.8	62.1	61.6	15.3	20.8	8.4	8.8	0.4	0.8	0.1	0.1
怀柔区	18.0	11.2	38.7	53.5	20.7	18.7	20.0	13.7	2.7	2.5	0.0	0.4
平谷区	14.5	1.6	50.9	57.9	17.0	27.3	15.8	10.4	1.2	2.2	0.6	0.5
密云区	3.3	0.7	64.7	53.9	19.1	32.2	12.0	11.9	0.4	1.0	0.4	0.3
延庆区	3.4	3.7	51.7	39.2	26.4	32.3	18.4	24.3	0.0	0.5	0.0	0.0

附表3-14 全市分区社区卫生服务中心卫生技术人员学历构成（%）

地区	研究生		大学本科		大专		中专		高中及以下	
	2016年	2020年	2016年	2020年	2016年	2020年	2016年	2020年	2016年	2020年
全市	**4.3**	**5.0**	**25.0**	**23.5**	**39.9**	**38.8**	**29.9**	**32.1**	**0.9**	**0.6**
东城区	9.2	11.7	24.5	30.7	36.7	32.2	28.6	25.0	1.1	0.3
西城区	7.8	9.6	37.6	29.8	39.6	37.2	14.0	22.7	1.1	0.6
朝阳区	3.8	4.9	28.6	28.6	43.7	44.2	23.4	21.8	0.5	0.5
丰台区	11.8	12.1	22.6	24.2	36.3	34.6	29.0	28.6	0.3	0.5
石景山区	3.9	4.3	29.2	29.2	41.8	38.5	24.3	26.8	0.8	1.1
海淀区	7.5	9.2	35.0	33.7	35.4	35.2	21.5	21.3	0.6	0.5
门头沟区	1.5	1.4	25.4	13.7	44.1	37.6	27.9	46.4	1.0	0.9
房山区	1.4	1.8	14.2	18.7	38.9	39.3	43.3	39.2	2.2	1.1
通州区	5.2	4.8	21.1	19.1	31.8	30.7	41.4	45.1	0.5	0.4
顺义区	0.6	0.5	15.1	16.9	46.0	47.6	37.0	34.3	1.2	0.6
昌平区	2.7	2.7	18.8	12.2	33.8	32.9	43.7	51.9	1.0	0.4
大兴区	1.7	1.7	31.6	28.8	38.9	34.2	27.0	34.1	0.8	1.3
怀柔区	0.0	0.2	15.7	11.5	43.2	38.7	40.5	49.0	0.6	0.6
平谷区	0.0	0.0	7.6	8.1	39.2	45.8	50.4	44.8	2.8	1.3
密云区	0.0	0.1	11.7	15.0	48.1	49.8	39.7	34.8	0.5	0.3
延庆区	0.1	0.6	19.5	14.0	58.9	54.7	20.2	30.1	1.2	0.5

附表3-15 全市分区社区卫生服务中心执业（助理）医师学历构成（%）

地区	研究生		大学本科		大专		中专		高中及以下	
	2016年	2020年	2016年	2020年	2016年	2020年	2016年	2020年	2016年	2020年
全市	**8.3**	**10.8**	**37.2**	**34.7**	**36.8**	**36.6**	**16.9**	**17.4**	**0.8**	**0.5**
东城区	14.6	25.5	37.4	38.6	33.8	26.3	12.6	9.3	1.6	0.4
西城区	12.8	20.7	52.7	41.9	26.0	26.2	7.2	10.4	1.2	0.7
朝阳区	8.1	10.5	40.2	42.1	38.2	34.7	12.8	12.1	0.6	0.6
丰台区	21.3	26.2	35.4	36.8	29.4	24.5	13.6	12.1	0.3	0.4
石景山区	8.1	9.2	39.3	39.6	43.1	38.2	9.5	12.9	0.0	0.0
海淀区	15.0	19.5	53.7	50.9	22.4	22.3	8.2	7.0	0.7	0.3
门头沟区	4.0	3.0	33.3	23.5	44.8	45.3	17.9	27.8	0.0	0.4
房山区	2.3	3.8	20.7	27.5	42.8	40.5	32.8	27.7	1.4	0.5
通州区	11.7	11.8	34.7	32.4	34.9	35.5	18.7	20.1	0.0	0.1
顺义区	0.7	1.1	25.2	24.5	50.4	52.9	23.1	21.0	0.7	0.6
昌平区	6.8	6.8	32.4	22.8	35.3	42.4	23.9	27.6	1.5	0.3
大兴区	3.9	4.4	45.8	40.6	36.7	34.0	13.1	19.8	0.5	1.2
怀柔区	0.0	0.5	26.5	14.3	47.0	52.3	26.5	32.6	0.0	0.3
平谷区	0.0	0.0	9.7	9.2	45.8	53.3	42.1	36.6	2.4	0.9
密云区	0.0	0.2	19.1	23.1	52.3	55.3	28.3	21.1	0.3	0.2
延庆区	0.4	1.3	26.4	21.2	54.3	58.0	17.4	18.9	1.4	0.5

附表3-16　全市分区社区卫生服务中心注册护士学历构成（%）

地区	研究生		大学本科		大专		中专		高中及以下	
	2016年	2020年	2016年	2020年	2016年	2020年	2016年	2020年	2016年	2020年
全市	0.0	0.1	13.4	11.9	40.7	36.1	45.4	51.6	0.4	0.2
东城区	0.0	0.0	10.1	19.1	38.0	34.1	51.4	46.8	0.5	0.0
西城区	0.0	0.0	22.1	16.4	54.0	45.5	23.4	37.6	0.5	0.4
朝阳区	0.1	0.0	9.8	11.1	53.6	54.5	36.2	34.3	0.3	0.2
丰台区	0.0	0.2	9.2	11.3	43.5	41.4	47.2	46.8	0.2	0.2
石景山区	0.0	0.0	23.1	23.3	39.0	35.6	35.7	39.3	2.2	1.8
海淀区	0.2	0.3	17.8	17.6	46.9	43.7	34.9	38.2	0.2	0.3
门头沟区	0.0	0.0	19.8	4.3	36.6	23.0	42.4	72.2	1.2	0.5
房山区	0.0	0.0	6.6	10.8	30.5	29.4	62.3	59.6	0.7	0.2
通州区	0.0	0.1	9.1	3.3	22.8	19.1	68.1	77.5	0.0	0.0
顺义区	0.0	0.0	4.2	8.3	26.3	27.6	68.9	64.1	0.7	0.0
昌平区	0.0	0.0	9.6	2.7	23.9	17.8	66.1	79.3	0.4	0.2
大兴区	0.0	0.0	24.0	21.9	37.4	30.5	38.6	47.4	0.0	0.2
怀柔区	0.0	0.0	5.3	2.3	32.0	18.0	62.7	79.3	0.0	0.5
平谷区	0.0	0.0	6.5	3.1	15.2	15.7	77.5	81.1	0.7	0.0
密云区	0.0	0.0	8.7	9.5	33.6	33.2	57.3	57.3	0.4	0.0
延庆区	0.0	0.0	20.1	4.8	49.7	36.0	30.2	59.3	0.0	0.0

附表3-17　全市分区社区卫生服务中心管理人员学历构成（%）

地区	研究生		大学本科		大专		中专		高中及以下	
	2016年	2020年	2016年	2020年	2016年	2020年	2016年	2020年	2016年	2020年
全市	4.7	3.9	37.2	34.4	33.7	35.3	19.3	20.9	5.0	5.5
东城区	4.4	3.2	41.2	47.4	36.8	26.3	11.8	18.9	5.9	4.2
西城区	4.2	3.2	55.6	39.7	29.2	34.9	8.3	20.6	2.8	1.6
朝阳区	6.5	6.4	38.1	39.2	37.4	42.1	14.4	9.4	3.6	2.9
丰台区	0.0	3.6	37.6	37.8	35.3	28.8	21.2	27.0	5.9	2.7
石景山区	8.3	0.0	58.3	33.3	8.3	50.0	25.0	16.7	0.0	0.0
海淀区	17.9	12.2	37.7	44.9	33.0	29.6	7.5	11.2	3.8	2.0
门头沟区	3.1	0.0	21.9	27.6	37.5	34.5	28.1	27.6	9.4	10.3
房山区	0.0	0.0	25.0	18.2	35.4	43.9	33.3	28.8	6.3	9.1
通州区	9.1	6.3	40.0	32.8	36.4	40.6	14.5	15.6	0.0	4.7
顺义区	0.0	1.9	27.8	33.3	29.6	35.2	35.2	25.9	7.4	3.7
昌平区	0.0	0.0	42.1	25.9	52.6	59.3	5.3	14.8	0.0	0.0
大兴区	2.5	1.6	50.8	30.3	33.9	39.3	11.9	18.9	0.8	9.8
怀柔区	0.0	0.0	18.2	25.0	18.2	25.0	45.5	25.0	18.2	25.0
平谷区	0.0	0.0	11.1	5.0	24.4	27.5	46.7	47.5	17.8	20.0
密云区	0.0	2.7	20.9	29.7	32.6	21.6	39.5	43.2	7.0	2.7
延庆区	0.0	0.0	28.0	26.3	32.0	21.1	28.0	36.8	12.0	15.8

附表3-18　全市分区社区卫生服务中心卫生技术人员聘任技术职务构成（%）

地区	正高		副高		中级		师级		士级		待聘	
	2016年	2020年	2016年	2020年	2016年	2020年	2016年	2020年	2016年	2020年	2016年	2020年
全市	**0.6**	**0.9**	**4.7**	**5.8**	**25.9**	**28.1**	**32.6**	**32.1**	**22.7**	**20.3**	**13.4**	**12.8**
东城区	0.4	1.0	4.5	8.3	31.9	40.2	37.7	34.5	16.2	12.4	9.3	3.5
西城区	1.3	1.4	3.7	4.8	31.1	34.7	39.3	41.7	14.5	10.5	10.1	6.9
朝阳区	0.9	0.7	3.6	3.9	22.1	27.1	41.0	37.9	22.5	20.0	9.9	10.4
丰台区	0.7	1.0	3.6	5.7	27.9	28.7	38.8	38.6	19.4	16.4	9.6	9.7
石景山区	1.6	0.8	7.5	8.1	36.7	38.3	33.3	35.1	15.0	14.3	5.9	3.4
海淀区	1.1	2.0	10.7	10.7	35.8	37.7	30.6	30.3	16.2	14.2	5.7	5.1
门头沟区	0.0	0.5	4.6	4.3	34.5	35.3	30.4	28.9	20.2	18.4	10.2	12.5
房山区	0.1	0.5	2.0	5.5	25.5	28.7	31.6	30.8	24.2	19.0	16.6	15.6
通州区	0.5	0.8	4.7	4.2	17.8	19.2	26.8	27.2	23.0	24.7	27.2	24.1
顺义区	0.5	0.5	1.7	3.5	23.4	19.0	23.9	22.8	28.8	27.1	21.6	27.1
昌平区	0.5	0.8	2.4	4.1	22.0	23.3	28.1	28.9	29.6	28.0	17.3	14.9
大兴区	0.3	0.6	5.2	6.0	18.8	25.5	29.1	27.8	27.5	23.6	19.2	16.6
怀柔区	0.0	1.2	4.5	8.0	27.6	23.3	24.5	31.2	23.8	23.6	19.6	12.7
平谷区	0.1	1.1	6.7	8.3	27.2	27.6	25.7	25.3	32.7	28.2	7.6	9.4
密云区	0.0	0.2	4.1	5.3	19.9	19.5	24.0	27.8	35.6	30.5	16.3	16.8
延庆区	0.6	1.0	3.5	5.9	28.7	30.1	33.0	34.0	21.4	18.8	12.8	10.2

附表3-19　全市分区社区卫生服务中心执业（助理）医师聘任技术职务构成（%）

地区	正高		副高		中级		师级		士级		待聘	
	2016年	2020年	2016年	2020年	2016年	2020年	2016年	2020年	2016年	2020年	2016年	2020年
全市	1.5	2.1	10.4	12.6	38.5	38.8	37.8	34.1	10.0	9.2	1.9	3.2
东城区	0.9	2.1	11.0	18.3	39.7	46.9	41.8	28.4	4.8	3.6	1.8	0.8
西城区	2.5	2.7	8.3	10.1	40.7	44.0	39.5	34.8	6.8	4.5	2.1	4.0
朝阳区	2.1	1.6	7.8	8.4	33.7	37.8	48.9	43.1	6.2	5.6	1.3	3.4
丰台区	1.8	2.6	8.1	14.0	38.3	38.6	46.9	40.0	3.0	2.8	1.8	2.0
石景山区	3.8	1.8	17.5	17.5	44.5	43.8	28.9	32.3	3.8	1.8	1.4	2.8
海淀区	2.4	4.4	22.8	21.6	46.0	48.7	23.4	20.7	4.5	4.1	0.9	0.4
门头沟区	0.0	0.9	9.5	8.5	42.8	38.9	29.4	35.0	16.9	10.3	1.5	6.4
房山区	0.2	1.2	4.5	10.9	41.0	37.1	43.7	34.5	8.0	9.9	2.7	6.4
通州区	1.5	2.4	11.9	12.2	36.9	37.9	40.4	35.9	6.0	6.7	3.3	4.9
顺义区	1.0	1.3	3.8	8.5	41.0	34.9	29.8	27.5	22.6	22.8	1.8	5.0
昌平区	1.1	1.6	5.1	9.1	37.4	36.9	37.8	34.5	16.3	15.3	2.3	2.6
大兴区	0.7	1.6	12.1	13.2	32.8	37.2	35.4	30.3	16.8	14.1	2.2	3.6
怀柔区	0.0	2.2	9.3	16.4	39.9	29.1	37.7	38.3	10.4	12.7	2.6	1.3
平谷区	0.3	2.2	11.8	15.4	39.5	37.3	30.8	29.4	17.1	14.7	0.5	1.1
密云区	0.0	0.5	8.9	10.7	32.9	26.9	30.9	35.2	24.0	22.3	3.4	4.4
延庆区	1.4	1.8	7.6	10.6	38.8	30.1	35.5	39.6	14.5	13.5	2.2	4.4

附表3-20 全市分区社区卫生服务中心注册护士聘任技术职务构成（%）

地区	正高		副高		中级		师级		士级		待聘	
	2016年	2020年	2016年	2020年	2016年	2020年	2016年	2020年	2016年	2020年	2016年	2020年
全市	0.1	0.1	0.8	1.2	24.8	28.1	34.3	35.6	36.0	29.8	4.1	5.2
东城区	0.0	0.2	0.0	0.8	32.0	41.5	38.7	38.8	24.5	18.3	4.8	0.4
西城区	0.3	0.4	0.7	1.0	33.3	33.3	43.1	48.4	18.9	13.9	3.7	3.0
朝阳区	0.1	0.0	0.3	0.3	17.2	23.3	38.9	36.8	42.5	36.4	1.0	3.1
丰台区	0.0	0.0	0.9	0.6	29.4	30.0	34.7	41.2	33.3	25.6	1.8	2.7
石景山区	0.0	0.0	0.0	1.8	39.0	40.2	37.9	39.3	22.0	18.7	1.1	0.0
海淀区	0.0	0.3	1.3	2.5	33.7	35.1	36.8	39.7	26.4	21.0	1.9	1.4
门头沟区	0.0	0.5	1.2	0.5	45.9	49.7	30.8	26.2	19.8	19.8	2.3	3.2
房山区	0.0	0.0	0.0	0.7	27.5	35.5	30.5	31.8	36.7	24.1	5.2	7.9
通州区	0.0	0.0	0.7	0.3	12.0	16.1	29.5	32.9	48.2	43.5	9.6	7.3
顺义区	0.0	0.0	0.3	0.6	15.9	12.7	22.5	25.9	49.5	41.5	11.8	19.3
昌平区	0.2	0.3	1.2	2.1	21.7	22.9	25.7	29.8	43.2	38.6	8.0	6.3
大兴区	0.0	0.0	1.5	2.1	13.2	24.9	33.3	32.4	45.5	30.5	6.6	10.2
怀柔区	0.0	0.5	1.3	1.8	32.7	25.8	20.0	27.2	38.0	36.4	8.0	8.3
平谷区	0.0	0.0	0.7	1.3	15.9	24.5	21.7	32.7	58.0	38.4	3.6	3.1
密云区	0.0	0.0	1.7	3.1	20.7	23.7	27.0	29.8	47.7	39.0	2.9	4.4
延庆区	0.0	0.5	0.6	1.6	37.9	46.6	42.0	31.2	17.8	18.0	1.8	2.1

附表3-21　全市分区社区卫生服务中心管理人员聘任技术职务构成（%）

地区	正高		副高		中级		师级		士级		待聘	
	2016年	2020年	2016年	2020年	2016年	2020年	2016年	2020年	2016年	2020年	2016年	2020年
全市	**1.6**	**1.5**	**7.9**	**7.7**	**21.5**	**14.6**	**15.0**	**12.0**	**13.7**	**12.5**	**20.3**	**18.4**
东城区	2.9	0.0	7.4	7.4	17.6	22.1	26.5	17.9	10.3	8.4	19.1	13.7
西城区	2.8	0.0	4.2	6.3	25.0	25.4	19.4	23.8	6.9	11.1	19.4	14.3
朝阳区	0.7	0.6	5.0	8.8	20.9	16.4	15.8	9.9	15.8	11.1	14.4	17.0
丰台区	0.0	0.0	9.4	6.3	28.2	13.5	20.0	14.4	7.1	15.3	15.3	15.3
石景山区	8.3	0.0	25.0	11.1	25.0	22.2	8.3	11.1	8.3	22.2	8.3	22.2
海淀区	1.9	2.0	8.5	12.2	30.2	18.4	11.3	11.2	6.6	4.1	18.9	20.4
门头沟区	0.0	3.4	3.1	0.0	21.9	13.8	15.6	10.3	9.4	10.3	18.8	6.9
房山区	0.0	0.0	12.5	15.2	12.5	9.1	10.4	4.5	16.7	9.1	27.1	21.2
通州区	1.8	3.1	5.5	3.1	10.9	7.8	5.5	15.6	18.2	9.4	36.4	28.1
顺义区	0.0	1.9	1.9	3.7	24.1	13.0	29.6	20.4	16.7	16.7	22.2	22.2
昌平区	0.0	11.1	5.3	0.0	10.5	7.4	15.8	11.1	15.8	11.1	31.6	22.2
大兴区	3.4	2.5	9.3	5.7	11.9	4.9	6.8	1.6	17.8	12.3	32.2	27.9
怀柔区	0.0	6.3	18.2	0.0	27.3	6.3	0.0	6.3	18.2	6.3	0.0	6.3
平谷区	0.0	2.5	22.2	17.5	15.6	2.5	17.8	12.5	24.4	32.5	4.4	5.0
密云区	0.0	0.0	4.7	2.7	32.6	35.1	11.6	8.1	20.9	29.7	20.9	21.6
延庆区	8.0	0.0	8.0	15.8	40.0	15.8	12.0	26.3	16.0	15.8	8.0	5.3

附录四 公共卫生人力情况

附表4-1 2016—2020年全市专业公共卫生机构人员数（人）

分类	2016年	2017年	2018年	2019年	2020年
人员总数	15287	15369	15581	15676	15974
卫生技术人员	11750	12002	12160	12346	12656
执业（助理）医师	4223	4251	4378	4439	4716
注册护士	3378	3437	3450	3589	3727
卫生监督员	1154	1146	1142	1148	1195
其他技术人员	1001	841	878	915	906
管理人员	851	856	862	849	815
工勤技能人员	1685	1670	1681	1566	1597

附表4-2 2020年全市专业公共卫生机构人员数（人）

机构分类	合计	卫生技术人员	执业（助理）医师	注册护士	药师（士）	技师（士）	其他技术人员	管理人员	工勤技能人员
合计	15974	12656	4716	3727	354	1232	906	815	1597
按经济类型分									
公立	15974	12656	4716	3727	354	1232	906	815	1597
非公	0	0	0	0	0	0	0	0	0
按主办单位分									
政府办	14312	11535	4297	3382	340	1144	736	680	1361
社会办	1662	1121	419	345	14	88	170	135	236
个人办	0	0	0	0	0	0	0	0	0

附表4-3　各类专业公共卫生机构及人员数（人）

机构分类	机构数（个）	人员数	卫生技术人员	执业（助理）医师	注册护士	其他技术人员	管理人员	工勤技能人员
2016年								
合计	114	15287	11750	4223	3378	1001	851	1685
疾病预防控制中心	29	3833	2954	1379	142	449	248	182
专科疾病防治院所（站）	25	932	632	213	260	133	96	71
健康教育所（站、中心）	0	0	0	0	0	0	0	0
妇幼保健院（所、站）	20	6597	5482	2160	2321	256	309	550
急救中心（站）	14	1748	908	431	322	46	129	665
采供血机构	4	854	577	34	328	82	23	172
卫生监督所（中心）	18	1262	1185	0	0	22	13	42
计划生育技术服务机构	0	0	0	0	0	0	0	0
其他专业公共卫生机构	4	61	12	6	5	13	33	3
2020年								
合计	111	15974	12656	4716	3727	906	815	1597
疾病预防控制中心	29	3685	3092	1438	143	246	222	125
专科疾病防治院所（站）	24	1063	697	243	303	220	90	56
健康教育所（站、中心）	0	0	0	0	0	0	0	0
妇幼保健院（所、站）	19	6965	5865	2465	2456	251	289	560
急救中心（站）	15	2252	1252	541	489	109	141	750
采供血机构	4	745	574	29	336	78	18	75
卫生监督所（中心）	18	1219	1176	0	0	2	11	30
计划生育技术服务机构	0	0	0	0	0	0	0	0
其他专业公共卫生机构	2	45	0	0	0	0	44	1

附表4-4 各类专业公共卫生机构及人员构成（%）

机构分类	机构数	人员数	卫生技术人员	执业（助理）医师	注册护士	其他技术人员	管理人员	工勤技能人员
2016年								
合计	100.0	100.0	100.0	100.0	100.0	100.0	100.0	100.0
疾病预防控制中心	25.4	25.1	25.1	32.7	4.2	44.9	29.1	10.8
专科疾病防治院所（站）	21.9	6.1	5.4	5.0	7.7	13.3	11.3	4.2
健康教育所（站、中心）	0.0	0.0	0.0	0.0	0.0	0.0	0.0	0.0
妇幼保健院（所、站）	17.5	43.2	46.7	51.1	68.7	25.6	36.3	32.6
急救中心（站）	12.3	11.4	7.7	10.2	9.7	4.6	15.2	39.5
采供血机构	3.5	5.6	4.9	0.8	9.7	8.2	2.7	10.2
卫生监督所（中心）	15.8	8.3	10.1	0.0	0.0	2.2	1.5	2.5
计划生育技术服务机构	0.0	0.0	0.0	0.0	0.0	0.0	0.0	0.0
其他专业公共卫生机构	3.5	0.4	0.1	0.1	0.1	1.3	3.9	0.2
2020年								
合计	100.0	100.0	100.0	100.0	100.0	100.0	100.0	100.0
疾病预防控制中心	26.1	23.1	24.4	30.5	3.8	27.2	27.2	7.8
专科疾病防治院所（站）	21.6	6.7	5.5	5.2	8.1	24.3	11.0	3.5
健康教育所（站、中心）	0.0	0.0	0.0	0.0	0.0	0.0	0.0	0.0
妇幼保健院（所、站）	17.1	43.6	46.3	52.3	65.9	27.7	35.5	35.1
急救中心（站）	13.5	14.1	9.9	11.5	13.1	12.0	17.3	47.0
采供血机构	3.6	4.7	4.5	0.6	9.0	8.6	2.2	4.7
卫生监督所（中心）	16.2	7.6	9.3	0.0	0.0	0.2	1.3	1.9
计划生育技术服务机构	0.0	0.0	0.0	0.0	0.0	0.0	0.0	0.0
其他专业公共卫生机构	1.8	0.3	0.0	0.0	0.0	0.0	5.4	0.1

附表4-5　2020年全市分区专业公共卫生机构人员数（人）

地区	合计	卫生技术人员	执业（助理）医师	注册护士	药师（士）	技师（士）	其他技术人员	管理人员	工勤技能人员
全市	15974	12656	4716	3727	354	1232	906	815	1597
东城区	1040	876	355	121	15	194	73	49	42
西城区	2534	2009	624	282	37	98	143	132	250
朝阳区	2140	1484	617	462	24	120	49	148	459
丰台区	740	579	223	171	17	56	34	86	41
石景山区	435	293	125	79	6	31	10	30	102
海淀区	2449	1877	618	737	30	173	270	156	146
门头沟区	340	282	104	86	6	31	18	13	27
房山区	839	672	256	239	34	73	32	44	91
通州区	1332	1096	382	477	34	117	95	20	121
顺义区	834	768	393	225	28	36	40	15	11
昌平区	895	699	220	257	35	82	52	20	124
大兴区	648	538	174	172	19	65	32	37	41
怀柔区	465	394	177	106	17	48	17	26	28
平谷区	505	416	158	141	26	22	5	22	62
密云区	501	438	203	109	18	54	27	7	29
延庆区	277	235	87	63	8	32	9	10	23

附表4-6 全市分区疾病预防控制中心人员数（人）

| 地区 | 人员总数 | | 卫生技术人员 | | | | 管理人员 | |
| | | | | | 执业（助理）医师 | | | |
	2016年	2020年	2016年	2020年	2016年	2020年	2016年	2020年
全市	**3833**	**3685**	**2954**	**3092**	**1379**	**1438**	**248**	**222**
东城区	639	610	526	518	247	235	31	30
西城区	1260	1127	866	982	297	252	82	58
朝阳区	225	217	198	191	131	130	14	12
丰台区	138	163	117	126	73	86	7	13
石景山区	86	107	74	91	38	43	6	6
海淀区	410	401	331	339	126	171	33	28
门头沟区	65	59	57	52	33	33	3	3
房山区	141	160	111	126	67	75	14	17
通州区	152	147	107	106	50	63	3	4
顺义区	128	131	106	115	64	102	9	8
昌平区	149	145	114	114	56	55	9	8
大兴区	116	110	95	94	56	56	4	4
怀柔区	105	113	83	82	46	48	12	11
平谷区	70	62	45	42	24	22	11	12
密云区	91	84	75	73	43	40	5	4
延庆区	58	49	49	41	28	27	5	4

附表4-7　疾病预防控制中心人员性别、年龄及工作年限构成（%）

分类	卫生技术人员		执业（助理）医师		管理人员	
	2016年	2020年	2016年	2020年	2016年	2020年
总计	100.0	100.0	100.0	100.0	100.0	100.0
按性别分						
男	37.7	35.7	40.1	36.8	45.7	45.7
女	62.3	64.3	59.9	63.2	54.3	54.3
按年龄分						
25岁以下	0.6	0.1	0.0	0.0	0.0	0.0
25～34岁	27.5	20.5	18.4	16.5	14.9	9.0
35～44岁	36.3	37.8	40.7	39.4	15.6	23.5
45～54岁	26.3	29.4	28.2	33.2	39.7	32.2
55～59岁	5.1	7.8	5.9	5.4	18.9	17.6
60岁及以上	4.1	4.3	6.7	5.6	10.9	17.6
按工作年限分						
5年以下	21.0	6.8	11.6	4.4	10.3	1.7
5～9年	19.3	26.2	19.3	21.3	14.6	17.3
10～19年	26.9	32.6	32.1	36.3	18.9	25.6
20～29年	23.7	23.7	25.4	27.1	28.8	22.5
30年及以上	9.2	10.6	11.6	10.9	27.5	32.9

附表4-8 疾病预防控制中心人员学历及聘任技术职务构成（%）

分类	卫生技术人员		执业（助理）医师		管理人员	
	2016年	2020年	2016年	2020年	2016年	2020年
总计	100.0	100.0	100.0	100.0	100.0	100.0
按学历分						
研究生	32.9	34.3	21.4	25.0	12.3	13.5
大学本科	39.8	42.4	49.2	52.7	41.7	42.2
大专	17.8	16.1	18.2	15.1	29.5	27.3
高中及以下	9.5	7.2	11.2	7.1	16.6	17.0
按聘任技术职务分						
正高	6.7	7.2	5.7	6.8	5.3	5.9
副高	12.1	13.2	14.9	15.0	9.6	9.7
中级	38.4	38.8	44.6	40.6	23.8	20.8
师级/助理	30.8	28.2	32.3	32.9	20.9	20.4
士级	3.3	5.2	1.9	1.8	7.3	5.5
正高	6.7	7.2	5.7	6.8	5.3	5.9
副高	12.1	13.2	14.9	15.0	9.6	9.7
中级	38.4	38.8	44.6	40.6	23.8	20.8
师级/助理	30.8	28.2	32.3	32.9	20.9	20.4
士级	3.3	5.2	1.9	1.8	7.3	5.5
待聘	8.7	7.4	0.7	3.0	18.2	13.8

附表4-9　全市分区专科疾病防治院（所、站）人员数（人）

地区	人员总数		卫生技术人员		执业（助理）医师		注册护士		管理人员	
	2016年	2020年	2016年	2020年	2016年	2020年	2016年	2020年	2016年	2020年
全市	932	1063	632	697	213	243	260	303	96	90
东城区	0	0	0	0	0	0	0	0	0	0
西城区	88	154	51	110	22	35	16	43	16	4
朝阳区	18	12	14	8	6	4	5	2	2	2
丰台区	0	104	0	86	0	19	0	56	0	9
石景山区	9	30	8	11	3	7	3	4	1	11
海淀区	431	528	269	292	82	102	132	144	52	50
门头沟区	5	7	4	5	1	2	3	3	1	0
房山区	40	22	23	21	12	12	0	3	2	1
通州区	12	0	12	0	4	0	3	0	0	0
顺义区	54	61	39	47	14	17	17	19	2	1
昌平区	49	50	42	41	11	10	8	11	1	1
大兴区	36	0	20	0	4	0	8	0	6	0
怀柔区	44	44	35	37	19	19	12	12	5	5
平谷区	22	20	18	16	5	7	6	1	4	4
密云区	110	20	86	13	26	5	45	3	3	1
延庆区	14	11	11	10	4	4	2	2	1	1

附表4-10 专科疾病防治院（所、站）人员性别、年龄及工作年限构成（%）

分类	卫生技术人员		执业（助理）医师		注册护士		管理人员	
	2016年	2020年	2016年	2020年	2016年	2020年	2016年	2020年
总计	**100.0**	**100.0**	**100.0**	**100.0**	**100.0**	**100.0**	**100.0**	**100.0**
按性别分								
男	30.2	27.9	39.2	34.9	20.9	17.2	52.1	42.9
女	69.8	72.1	60.8	65.1	79.1	82.8	47.9	57.1
按年龄分								
25岁以下	4.9	5.8	0.0	0.9	6.8	7.3	2.1	1.8
25~34岁	38.3	36.8	20.5	23.7	44.6	42.1	22.9	33.9
35~44岁	23.1	25.6	30.1	29.8	18.0	22.5	12.5	21.4
45~54岁	24.7	26.6	34.7	37.2	24.8	26.2	29.2	21.4
55~59岁	4.4	4.0	6.3	6.0	3.6	2.0	14.6	10.7
60岁及以上	4.6	1.1	8.5	2.3	2.2	0.0	18.8	10.7
按工作年限分								
5年以下	20.1	14.7	6.8	10.2	20.1	12.6	25.0	10.7
5~9年	24.4	22.5	17.6	19.1	30.6	21.5	6.3	26.8
10~19年	20.4	29.3	27.3	26.0	17.3	33.1	22.9	33.9
20~29年	25.5	22.2	33.5	31.6	25.9	18.9	20.8	19.6
30年及以上	9.7	11.3	14.8	13.0	6.1	13.9	25.0	8.9

附表4-11 专科疾病防治院（所、站）人员学历及聘任技术职务构成（%）

分类	卫生技术人员		执业（助理）医师		注册护士		管理人员	
	2016年	2020年	2016年	2020年	2016年	2020年	2016年	2020年
总计	**100.0**	**100.0**	**100.0**	**100.0**	**100.0**	**100.0**	**100.0**	**100.0**
按学历分								
研究生	2.8	6.8	5.1	15.8	0.0	0.0	2.1	5.4
大学本科	20.3	22.1	39.8	40.5	5.4	5.0	50.0	51.8
大专	43.0	30.2	40.9	25.1	44.2	30.1	27.1	25.0
中专	33.4	40.6	14.2	18.6	50.0	64.6	12.5	10.7
高中及以下	0.5	0.3	0.0	0.0	0.4	0.3	8.3	7.1
按聘任技术职务分								
正高	0.9	1.7	2.8	5.1	0.0	0.0	2.1	1.8
副高	4.7	6.1	15.9	14.9	0.0	0.7	10.4	3.6
中级	28.3	29.6	38.6	37.2	27.3	28.5	29.2	14.3
师级/助理	28.5	32.1	36.4	35.8	24.8	33.1	12.5	14.3
士级	24.1	18.1	3.4	1.9	39.9	30.5	6.3	1.8
待聘	13.4	12.4	2.8	5.1	7.9	7.3	12.5	14.3

附表 4-12　全市分区妇幼保健院（所、站）人员数（人）

地区	人员总数		卫生技术人员		执业（助理）医师		注册护士		管理人员	
	2016年	2020年	2016年	2020年	2016年	2020年	2016年	2020年	2016年	2020年
全市	6597	6965	5482	5865	2160	2465	2321	2456	309	289
东城区	346	313	269	254	117	115	104	101	33	16
西城区	125	216	112	188	63	112	29	52	1	11
朝阳区	613	657	514	561	197	241	202	227	64	66
丰台区	383	332	330	271	104	118	148	110	18	20
石景山区	95	118	76	97	48	49	18	35	7	8
海淀区	800	799	652	668	286	307	293	283	68	59
门头沟区	254	243	193	195	46	69	87	80	16	10
房山区	568	602	424	474	142	169	197	224	18	24
通州区	857	853	726	746	261	291	350	356	12	10
顺义区	612	593	562	558	252	274	212	201	9	5
昌平区	431	646	324	492	114	155	144	237	12	11
大兴区	404	476	339	388	90	118	171	169	17	33
怀柔区	264	261	231	234	106	110	92	91	8	6
平谷区	351	380	309	322	136	129	118	140	14	4
密云区	336	323	291	287	145	154	108	96	3	1
延庆区	158	153	130	130	53	54	48	54	9	5

附表4-13　妇幼保健院（所、站）人员性别、年龄及工作年限构成（%）

分类	卫生技术人员		执业（助理）医师		注册护士		管理人员	
	2016年	2020年	2016年	2020年	2016年	2020年	2016年	2020年
总计	100.0	100.0	100.0	100.0	100.0	100.0	100.0	100.0
按性别分								
男	10.2	11.0	14.1	15.2	0.6	0.9	26.5	28.6
女	89.8	89.0	85.9	84.8	99.4	99.1	73.5	71.4
按年龄分								
25岁以下	8.5	5.1	0.2	0.0	13.9	7.6	1.9	7.6
25～34岁	43.2	40.8	18.7	18.8	49.5	49.9	25.4	26.3
35～44岁	25.1	30.1	38.1	35.3	19.9	27.2	25.4	28.6
45～54岁	18.9	18.9	33.2	34.3	15.4	13.6	35.8	26.0
55～59岁	2.3	3.0	4.4	6.3	1.1	1.4	7.3	8.6
60岁及以上	2.0	2.2	5.3	5.4	0.2	0.4	4.2	3.0
按工作年限分								
5年以下	37.1	13.4	15.8	7.0	38.1	12.2	21.9	20.4
5～9年	21.2	39.6	19.0	26.1	25.1	43.4	19.6	25.3
10～19年	22.1	25.7	32.2	29.3	20.3	28.5	24.2	27.0
20～29年	15.5	16.3	25.2	28.3	14.5	12.9	23.8	18.1
30年及以上	4.1	4.9	7.8	9.3	2.0	3.1	10.4	9.2

附表4-14　妇幼保健院（所、站）人员学历及聘任技术职务构成（%）

分类	卫生技术人员		执业（助理）医师		注册护士		管理人员	
	2016年	2020年	2016年	2020年	2016年	2020年	2016年	2020年
总计	100.0	100.0	100.0	100.0	100.0	100.0	100.0	100.0
按学历分								
研究生	8.8	10.9	16.1	20.7	0.3	0.3	6.5	8.9
大学本科	27.3	28.7	46.7	44.2	7.2	9.5	42.7	45.7
大专	35.4	33.8	25.9	23.9	45.4	45.4	34.6	31.6
中专	28.4	26.6	11.1	11.1	47.1	44.7	12.3	10.9
高中及以下	0.1	0.1	0.2	0.1	0.0	0.0	3.8	3.0
按聘任技术职务分								
正高	1.7	2.1	5.5	6.3	0.0	0.1	3.5	3.6
副高	5.6	5.9	16.6	16.3	0.4	0.7	5.8	5.9
中级	22.5	23.8	40.9	40.2	16.7	18.8	17.7	9.5
师级/助理	25.0	26.0	33.1	31.4	22.7	24.6	16.2	11.8
士级	25.3	21.7	2.4	2.2	45.7	39.2	6.9	4.9
待聘	19.9	20.5	1.6	3.6	14.4	16.7	27.7	15.1

附表4-15 全市分区卫生监督所人员数（人）

地区	人员总数		卫生技术人员		卫生监督人员		其他技术人员		管理人员	
	2016年	2020年	2016年	2020年	2016年	2020年	2016年	2020年	2016年	2020年
全市	**1262**	**1219**	**1185**	**1176**	**1137**	**1168**	**22**	**2**	**13**	**11**
东城区	100	95	98	93	98	93	0	0	0	0
西城区	239	224	231	218	223	217	1	0	0	2
朝阳区	143	141	143	141	143	141	0	0	0	0
丰台区	96	96	96	96	89	94	0	0	0	0
石景山区	36	39	35	38	35	38	0	0	0	0
海淀区	138	137	116	137	90	137	18	0	4	0
门头沟区	30	31	26	30	25	30	0	0	2	0
房山区	60	55	55	51	55	49	3	0	2	2
通州区	57	59	56	58	56	57	0	0	0	0
顺义区	52	49	52	48	52	48	0	0	0	1
昌平区	65	54	62	52	62	52	0	0	0	0
大兴区	64	62	57	56	51	55	0	0	0	0
怀柔区	49	47	43	41	43	41	0	0	4	4
平谷区	46	43	38	36	38	35	0	0	1	2
密云区	46	48	39	44	39	44	0	0	0	0
延庆区	41	39	38	37	38	37	0	2	0	0

附表4-16 卫生监督所人员性别、年龄及工作年限构成（%）

分类	卫生技术人员		卫生监督员		其他技术人员		管理人员	
	2016年	2020年	2016年	2020年	2016年	2020年	2016年	2020年
总计	**100.0**	**100.0**	**100.0**	**100.0**	**100.0**	**100.0**	**100.0**	**100.0**
按性别分								
男	46.0	41.9	46.2	41.9	29.8	24.1	42.2	38.2
女	54.0	58.1	53.8	58.1	70.2	75.9	57.8	61.8
按年龄分								
25岁以下	0.2	0.0	0.1	0.0	1.8	0.0	0.0	0.0
25~34岁	19.3	12.4	18.3	11.4	56.1	55.2	24.8	16.9
35~44岁	35.3	36.8	35.5	36.6	28.1	27.6	23.9	31.5
45~54岁	30.9	34.3	31.6	35.3	12.3	13.8	39.4	37.1
55~59岁	7.8	9.8	7.8	9.9	1.8	3.4	5.5	11.2
60岁及以上	6.6	6.8	6.8	6.9	0.0	0.0	6.4	3.4
按工作年限分								
5年以下	19.5	5.5	18.0	4.9	70.2	0.0	32.1	5.6
5~9年	31.0	34.2	31.8	33.3	14.0	72.4	22.0	47.2
10~19年	24.4	34.2	24.9	35.3	8.8	20.7	20.2	27.0
20~29年	17.8	18.8	17.9	19.1	5.3	6.9	20.2	16.9
30年及以上	7.3	7.4	7.4	7.4	1.8	0.0	5.5	3.4

附表4-17 卫生监督所人员学历及聘任技术职务构成（%）

分类	卫生技术人员		卫生监督员		其他技术人员		管理人员	
	2016年	2020年	2016年	2020年	2016年	2020年	2016年	2020年
按学历分								
研究生	10.8	14.7	10.0	14.0	26.3	37.9	11.0	14.6
大学本科	54.7	51.8	54.9	52.0	59.6	51.7	51.4	55.1
大专	21.4	18.9	21.7	19.1	10.5	6.9	19.3	15.7
中专	12.2	12.7	12.4	13.0	1.8	0.0	14.7	12.4
高中及以下	1.0	1.9	0.9	1.9	1.8	3.4	3.7	2.2
按聘任技术职务分								
正高	0.3	0.0	0.3	0.0	0.0	0.0	2.8	0.0
副高	3.0	1.2	3.1	1.3	0.0	0.0	3.7	2.2
中级	23.7	18.2	24.1	18.6	7.0	6.9	24.8	22.5
助理/师级	29.0	23.9	29.1	23.9	42.1	58.6	10.1	9.0
员/士	5.3	5.3	5.4	5.5	14.0	13.8	3.7	3.4
待聘	17.2	18.3	15.7	16.4	36.8	20.7	25.7	28.1

附录五　医疗服务效率

附表5-1　2016—2020年医疗卫生机构诊疗人次及入院人数

机构分类	2016年	2017年	2018年	2019年	2020年
总诊疗人次（万人次）	**22842.8**	**22408.4**	**23455.3**	**24751.0**	**18217.0**
医院	15524.3	14600.9	14876.0	15530.9	10787.1
基层医疗卫生机构	6670.3	7165.1	7932.5	8538.0	6954.3
其他机构	648.2	642.4	646.8	682.1	475.6
入院人次（万人）	**311.8**	**328.2**	**353.5**	**383.1**	**253.8**
医院	297.6	314.3	339.6	369.1	243.9
基层医疗卫生机构	2.5	2.5	2.8	2.5	1.3
其他机构	11.7	11.3	11.0	11.5	8.6

附表5-2　2016—2020年医院医疗服务量及服务效率

机构分类	2016年	2017年	2018年	2019年	2020年
诊疗人次（万人次）	**15524.3**	**14600.9**	**14876.0**	**15530.9**	**10787.1**
三级医院	10857.4	9977.4	10021.5	10636.0	7324.3
二级医院	3271.1	3136.1	3267.9	3280.0	2212.3
一级医院	1268.5	1365.4	1470.1	1546.8	1220.7
医院中：公立医院	13753.2	12665.1	12769.3	13317.3	8975.6
入院人数（万人）	**297.6**	**314.3**	**339.6**	**369.1**	**243.9**
三级医院	229.5	246.9	269.6	299.0	193.5
二级医院	51.4	51.5	52.9	53.5	38.2
一级医院	14.6	14.1	15.2	15.1	11.2
医院中：公立医院	259.8	274.0	294.3	321.4	205.3
医师日均担负诊疗人次（万人次）	**10.7**	**9.6**	**9.3**	**9.3**	**6.3**
三级医院	11.8	10.4	9.8	10.0	6.6
二级医院	10.0	9.4	9.4	9.1	6.1
一级医院	6.4	6.7	7.0	7.2	5.6
医院中：公立医院	11.7	10.6	10.3	10.4	6.8
医师日均担负住院床日（日）	**1.5**	**1.5**	**1.5**	**1.4**	**1.0**
三级医院	1.6	1.6	1.6	1.6	1.1
二级医院	1.5	1.5	1.5	1.3	1.1
一级医院	0.9	0.8	0.8	0.7	0.6
医院中：公立医院	1.6	1.6	1.6	1.6	1.1
病床使用率（%）	**82.0**	**82.5**	**83.6**	**82.6**	**60.8**
三级医院	92.3	92.0	93.9	93.6	65.1
二级医院	76.7	77.5	75.4	70.8	57.9
一级医院	48.1	46.1	47.6	47.8	42.8
医院中：公立医院	89.9	89.7	90.9	90.6	64.1

附表5-3 2016—2020年基层医疗卫生机构医疗服务量及服务效率

机构分类	2016年	2017年	2018年	2019年	2020年
诊疗人次（万人次）	**6670.3**	**7165.1**	**7932.5**	**8538.0**	**6954.3**
社区卫生服务中心（站）	4971.8	5458.2	6238.9	6829.5	5826.3
政府办	3881.4	4221.7	4771.4	5237.3	4575.8
村卫生室	382.6	343.7	257.7	227.4	114.3
入院人数（万人）	**2.5**	**2.5**	**2.8**	**2.5**	**1.3**
社区卫生服务中心（站）	2.5	2.5	2.8	2.5	1.3
政府办	1.9	1.9	2.0	1.8	0.6
医师日均担负诊疗人次（万人次）	**10.9**	**11.1**	**11.2**	**11.0**	**8.5**
社区卫生服务中心（站）	16.8	17.7	18.9	19.5	16.1
政府办	16.1	17.0	18.3	19.3	16.2
医师日均担负住院床日（日）	**0.1**	**0.0**	**0.1**	**0.0**	**0.0**
社区卫生服务中心（站）	0.1	0.1	0.1	0.1	0.1
政府办	0.1	0.1	0.1	0.1	0.0
病床使用率（%）	**31.0**	**31.9**	**34.4**	**34.2**	**24.6**
社区卫生服务中心（站）	31.0	31.9	34.4	34.2	24.6
政府办	17.8	19.2	20.5	19.1	10.6

附表5-4 政府办医疗卫生机构人员编制情况

地区	在编职工（人）		在岗职工（人）		在编职工占在岗职工的比例（%）	
	2016年	2020年	2016年	2020年	2016年	2020年
医院	113554	117342	145594	162234	78.0	72.3
三级医院	91179	97777	116271	135295	78.4	72.3
二级医院	21107	18503	27594	25862	76.5	71.6
一级医院	1268	1062	1729	1077	73.3	98.6
社区卫生服务中心	24165	26071	26067	31336	92.7	83.2
疾病预防控制中心	3590	3728	3243	3155	110.7	118.2
卫生监督机构	1387	1375	1262	1219	109.9	112.8

附录六　医务人员情况

附表6-1　2018年不同机构医务人员工作强度

指标名称	全市	三级医院	中央属	市属	区属	其他	二级医院	社区卫生服务中心
平均每周工作时间（小时）	47.0	50.5	50.6	51.0	49.5	5.1	45.5	43.9
每月值夜班次数（次）	3.7	4.4	3.9	4.5	4.1	5.0	3.8	2.5

附表6-2　2018年不同机构医务人员自感工作压力和压力变化（％）

指标名称	全市	三级医院	中央属	市属	区属	其他	二级医院	社区卫生服务中心
工作压力								
大	45.1	52.8	49.2	58.4	51.0	53.5	39.1	43.2
中	43.6	38.4	40.8	32.1	40.6	39.5	47.1	45.6
小	11.4	8.8	9.9	9.4	8.4	7.0	13.8	11.2
工作压力变化								
增加	88.8	91.9	90.3	90.3	93.5	93.3	83.3	93.3
没有变化	8.0	6.5	7.4	7.8	5.5	5.7	11.3	4.7
减少	3.2	1.6	2.3	1.9	1.1	1.0	5.4	2.0

附表6-3　2018年不同机构医务人员对社会地位变化的认知（％）

指标名称	全市	三级医院	中央属	市属	区属	其他	二级医院	社区卫生服务中心
患者尊重								
尊重	66.4	64.9	67.9	65.9	61.3	65.7	67.0	67.5
一般	27.8	29.7	28.0	25.2	34.5	29.7	26.9	26.5
不尊重	5.8	5.4	4.1	8.9	4.4	4.7	6.1	6.0
社会尊重								
尊重	36.1	33.6	38.5	36.0	28.6	32.3	39.0	35.0
一般	44.8	44.9	42.3	42.1	46.3	49.3	43.9	46.2
不尊重	19.1	21.5	19.1	21.9	25.1	18.3	17.1	18.8

附表6-4 2018年医务人员对患者满意、信任程度、医患关系的评价（%）

指标名称	全市	三级医院	中央属	市属	区属	其他	二级医院	社区卫生服务中心
患者满意程度								
满意	91.7	90.6	93.5	87.7	89.5	92.2	92.1	92.9
一般	7.3	8.1	5.5	10.6	9.1	7.1	7.3	6.0
不满意	1.0	1.3	1.0	1.7	1.5	0.7	0.6	1.1
患者信任程度								
信任	59.3	57.6	61.1	55.7	53.3	62.0	59.7	61.3
一般	35.4	36.7	34.9	36.6	40.0	34.3	34.7	34.4
不信任	5.3	5.7	4.1	7.8	6.7	3.7	5.6	4.2
患者关系								
好	26.9	21.5	20.9	25.8	21.1	18.0	27.6	33.9
中	43.6	43.4	49.1	41.3	42.5	40.0	44.7	42.3
差	29.4	35.1	30.0	33.0	36.4	42.0	27.7	23.8

附表6-5 2018年医务人员对工作满意度、稳定性评价（%）

指标名称	全市	三级医院	中央属	市属	区属	其他	二级医院	社区卫生服务中心
工作满意度								
高	13.0	15.0	14.8	15.5	13.2	17.7	12.1	11.5
中	40.6	42.0	39.3	43.2	40.2	47.2	38.9	41.0
低	46.4	42.9	45.9	41.3	46.7	35.1	48.9	47.5
离职意向								
高	10.2	11.4	8.9	15.0	9.8	13.0	9.8	9.2
中	34.4	36.3	34.1	32.7	36.7	42.8	32.3	35.0
低	55.3	52.3	57.0	52.4	53.4	44.1	57.9	55.9

附录七 卫生健康人力配置情况

附表7-1 全市分区每千人口卫生技术人员数（人）

地区	卫生技术人员		执业（助理）医师		注册护士	
	2016年	2020年	2016年	2020年	2016年	2020年
全市	**10.75**	**12.62**	**4.12**	**4.92**	**4.51**	**5.39**
东城区	29.60	37.21	11.53	14.73	12.04	15.60
西城区	27.64	36.01	9.77	12.84	12.15	16.04
朝阳区	12.29	16.29	4.83	6.56	5.30	7.14
丰台区	8.26	12.23	3.09	4.76	3.54	5.31
石景山区	12.32	15.19	4.75	5.64	5.23	6.76
海淀区	8.33	12.19	3.18	4.71	3.58	5.40
门头沟区	11.34	9.76	3.93	3.53	4.75	4.09
房山区	8.81	8.38	3.32	3.25	3.52	3.45
通州区	6.61	5.70	2.52	2.21	2.53	2.30
顺义区	7.22	6.89	3.06	3.03	2.68	2.59
昌平区	7.05	8.37	2.62	3.20	3.19	3.71
大兴区	6.74	6.87	2.52	2.59	2.73	2.77
怀柔区	8.58	8.98	3.66	3.76	2.87	3.08
平谷区	8.57	9.28	3.54	3.85	3.43	3.58
密云区	7.44	7.84	3.45	3.98	2.46	2.43
延庆区	7.47	8.16	3.17	3.57	2.77	3.10

附表7-2　全市分区医务人员配置比例

地区	医护比		医师与床位之比		护士与床位之比	
	2016年	2020年	2016年	2020年	2016年	2020年
全市	**1.10**	**1.09**	**1.31**	**1.18**	**1.19**	**1.08**
东城区	1.04	1.06	1.10	0.96	1.06	0.91
西城区	1.24	1.25	1.27	1.21	1.02	0.97
朝阳区	1.10	1.09	1.19	1.04	1.09	0.96
丰台区	1.15	1.11	1.44	1.32	1.26	1.19
石景山区	1.10	1.20	1.53	1.52	1.39	1.27
海淀区	1.12	1.15	1.08	0.92	0.96	0.80
门头沟区	1.21	1.16	2.34	2.15	1.94	1.86
房山区	1.06	1.06	1.82	1.52	1.72	1.43
通州区	1.00	1.04	1.02	1.02	1.01	0.98
顺义区	0.88	0.85	1.07	1.10	1.22	1.29
昌平区	1.22	1.16	2.07	1.69	1.70	1.46
大兴区	1.08	1.07	1.64	1.47	1.51	1.37
怀柔区	0.79	0.82	1.17	1.23	1.49	1.50
平谷区	0.97	0.93	1.30	1.22	1.34	1.31
密云区	0.71	0.61	1.02	0.87	1.43	1.43
延庆区	0.87	0.87	0.98	0.91	1.12	1.04

附表 7-3　全市分区医院医务人员配置比例

地区	医护比		医师与床位之比		护士与床位之比	
	2016年	2020年	2016年	2020年	2016年	2020年
全市	1.32	1.31	1.85	1.73	1.40	1.33
东城区	1.17	1.18	1.39	1.25	1.19	1.06
西城区	1.46	1.43	1.66	1.58	1.14	1.11
朝阳区	1.30	1.25	1.72	1.58	1.32	1.26
丰台区	1.34	1.29	1.99	1.80	1.49	1.40
石景山区	1.28	1.33	2.06	2.05	1.61	1.54
海淀区	1.32	1.33	1.65	1.41	1.25	1.06
门头沟区	1.43	1.42	2.94	2.83	2.06	1.99
房山区	1.32	1.37	2.43	2.21	1.83	1.61
通州区	1.19	1.26	1.48	1.68	1.24	1.34
顺义区	1.21	1.22	1.79	1.95	1.47	1.61
昌平区	1.51	1.48	2.99	2.73	1.98	1.84
大兴区	1.35	1.32	2.56	2.45	1.89	1.85
怀柔区	1.00	1.10	1.73	2.11	1.72	1.91
平谷区	1.52	1.48	2.19	2.23	1.44	1.51
密云区	0.90	0.91	1.61	1.63	1.78	1.79
延庆区	1.34	1.28	1.67	1.63	1.25	1.27

附表7-4 全市分区社区卫生服务中心医务人员配置比例

地区	医护比		医师与床位之比		护士与床位之比	
	2016年	2020年	2016年	2020年	2016年	2020年
全市	0.68	0.73	0.36	0.35	0.54	0.48
东城区	0.87	0.91	0.06	0.05	0.07	0.06
西城区	0.75	0.81	0.03	0.03	0.04	0.03
朝阳区	0.70	0.72	0.33	0.37	0.47	0.52
丰台区	0.71	0.72	0.07	0.13	0.10	0.19
石景山区	0.75	0.88	0.15	0.15	0.20	0.17
海淀区	0.71	0.75	0.11	0.12	0.15	0.15
门头沟区	0.82	0.80	1.84	1.76	2.25	2.21
房山区	0.52	0.63	0.85	0.77	1.65	1.22
通州区	0.65	0.82	0.66	0.41	1.02	0.50
顺义区	0.55	0.69	0.55	0.76	1.01	1.11
昌平区	0.84	0.89	0.29	0.13	0.34	0.14
大兴区	0.82	0.93	0.67	0.57	0.82	0.62
怀柔区	0.50	0.55	0.47	0.44	0.94	0.80
平谷区	0.34	0.30	0.41	0.32	1.20	1.07
密云区	0.59	0.53	0.29	0.31	0.49	0.58
延庆区	0.48	0.47	0.51	0.43	1.06	0.91